脳の老化を止める！
ココナッツオイル健康法

順天堂大学大学院医学研究科
加齢制御医学講座教授
白澤 卓二

朝日出版社

はじめに

わたしがタイに滞在していたころ、メアリー・T・ニューポート医師が書かれた本に出合いました。その本を読んだとき、大きな衝撃が走ったことを覚えています。

その本には、ニューポート医師のご主人が若年性アルツハイマー病になったときに、ココナッツオイルを朝食のオートミールに加えるようになって、改善が見られたと書かれていたのです。アルツハイマー病は、原因がいまだに解明されていないため、有効な治療薬がないのが実情です。しかし、ココナッツオイルに含まれるケトン体が症状を緩和させるというのです。

ただ日本は、ココナッツの食文化圏ではありません。なかなかなじみのないものでしょう。しかし、ここ最近はココナッツオイルやココナッツの加工品が、輸入食材店や、大手スーパーでも置かれるようになってきました。これは、ココナッツオイルの効果が認知されてきたあらわれともいえます。

ココナッツオイルは認知症のみならず、糖尿病やメタボに効果があることもわかってきました。ココナッツオイルに含まれている中鎖脂肪酸は、肝臓でケトン体に代謝されますが、このケトン体が糖尿病やメタボに効果があることがわかったのです。ケトン体は糖尿病の患者さんでは悪者のように考えられてきましたが、実は逆に良い物質だということがわかったのです。糖質を制限しても脂肪細胞に蓄えられている脂肪酸が分解して肝臓でケトン体が合成されますが、減量効果があり糖尿病やメタボが改善することがわかりました。多くの糖尿病で悩んでいる人から、ココナッツオイルによるケトン体ダイエットで糖尿病が改善したという喜びの声を沢山聞いています。

今では、わたしは毎日必ず大さじ2~3杯以上は摂るようにしています。初めてココナッツオイルを摂るときは、一日に大さじ2杯にしてください。副作用があるものではないので、子どもから高齢者まで摂ることができます。アルツハイマー病に悩み、介護するご家族にとって、本書が希望になればと思っております。

順天堂大学大学院医学研究科
加齢制御医学講座教授　白澤　卓二

目次

はじめに　2

第1章　ココナッツオイルで脳活を始めよう！

1 ココナッツオイルは脳を元気にする最高の健脳食　10
2 衝撃的なココナッツオイルとの出会い　14
3 ココナッツオイルはアルツハイマー型認知症の救世主　18
4 始めた人から脳の老化が止まる！ 健脳食＋ココナッツオイル　22
5 ボケ防止だけじゃない！ 脳の回転が速まる　26
6 睡眠の質をアップ！ ぼーっとした頭がシャキッとすっきり！　32
7 ココナッツオイルで体もパワフル！ 疲れが溜まらない体になる　38
ココナッツオイルの劇的効果1　42
「食べてすぐ社交ダンスのステップが覚えられるようになった！」

第2章

ボケない人とボケる人の違いはどこにあるのか？

1 人生に目標がある人はボケない 46
2 「脳トレ」だけに頼っているとボケる 50
3 人はなぜボケる？ 脳の老化のメカニズムとは？ 54
4 ボケとは脳にサビ（＝酸化）、コゲ（＝糖化）が溜まること 58
5 ボケない人の食事に、ボケないヒントが隠されていた！ 66
6 「砂糖は脳の栄養」を信じる人はアルツハイマー危険度アップ 70
7 血管をキレイにする食事をしている人は脳が元気 74
8 認知症と「もの忘れ」は違う。怖いのは認知症 78
9 ごはん、パン、麺類が好きな人は認知症にまっしぐら 82
ココナッツオイルの劇的効果2 88
ココナッツオイルを口にしたとたん認知症の症状が落ち着きました！

第3章 脳と体を活かすボケない健康法

1 「白澤式健脳食」で元気な脳を一生モノにする 92
2 大好きなごはん、パン、麺類をやめる、とっておきの方法 96
3 甘いお菓子は、「ボケ製造機」と認識せよ！ 100
4 知られざる敵、「異性化液糖」を覚えておこう！ 104
5 ごはん、パン、麺類、甘いものをやめると脳の毛細血管が増える!? 108
6 フィトケミカルは脳のサビを防ぐお助け成分 112
7 脳を元気にするには、オイルを味方につける 116
8 話題の「ブレーンフーズ」をプラスして健脳食をパワーアップ 120
座ってばかりいるとボケる!? 「チョイチョイ歩き」で認知症を予防
階段を見たら「ボケ予防マシン」だと思って上ろう！ 124

第4章 ココナッツオイルでボケを防ぐ

1 衝撃的な米国医師のレポート！　若年性アルツハイマー型認知症が改善 128
2 アルツハイマー型認知症は脳がエネルギー不足になっていた！ 134
3 脳にパワフルなエネルギーを供給するココナッツオイル 138
4 活性酸素による酸化を防いで脳を若返らせる 142
5 太らない油だから、メタボや肥満の改善にもなる 146
6 美肌をキープ！　シワを予防しなめらかな素肌に 150
7 そもそもココナッツオイルってどんなオイル？ 154
8 毎食大さじ2杯のココナッツオイルを目標に 158
9 スパイシーな料理や和食で毎日楽しく食べられる 162
ココナッツオイル健脳レシピのヒント 165
●ジュース&コーヒー●カレー●魚のムニエル●スープ●豆腐あえ●炒め物
●オムレツ●ディップ●焼きフルーツ●ミックスヨーグルト

第1章

ココナッツオイルで脳活を始めよう！

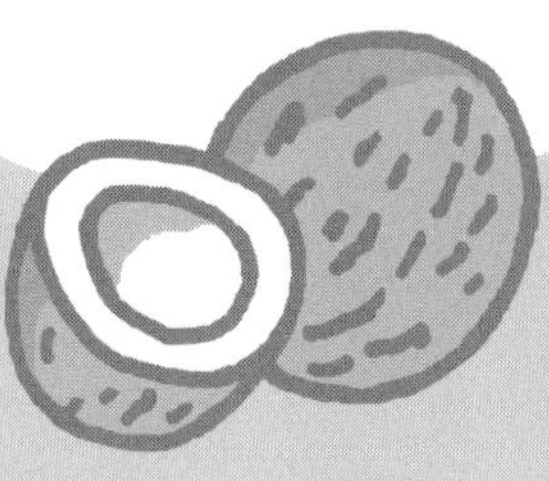

1

ココナッツオイルは脳を元気にする最高の健脳食

ボケない方法、それはズバリ「食の選択」です。食の種類や情報が溢れる現代、何を選んで食べるか、それがあなたの将来を決めるのです。脳の健康法で一番大切なことは、脳トレでも運動でもなく食事なのです。これは世界中の権威ある雑誌で発表している研究者が明らかにしている事実です。今の食生活が、確実に10年後、20年後、30年後のあなたの運命を握っています。その時、あなたはボケているのか？　頭が冴えて健康な毎日を送っているのか？　今食べているものが左右するのです。

運命の分かれ道、それは毎日の食の選択です。

わたしは老化と食事の関係について長年研究を続けてきました。特にアルツハイマー型認知症に関しては深く研究し、脳の老化と食に関する多くのデータを集めてきました。そのデータを基に、脳のアンチエイジングに効果がみられる食の集大成を「健脳食」と名付けマスコミ等で発表しています。

現職に就く前、わたしは東京都老人総合研究所の研究員として老人性の脳の病気と食の関係を研究し続けてきました。そこには大きな関係性があり十年以上前から、論文を書いて訴えてきました。ところが当時、医学界の権威者たちは薬による治療以外は目もくれませんでした。食で脳が元気になるわけがない、ましてや病気が改善されるわけがないと考えられてきたのです。

しかし近年、欧米で脳を元気にする食材や食べ方についての研究が続々と報告され、世界中で食と脳の研究が行われるようになりました。世界が動いてくれたおかげで、ようやくわたしの研究成果がみなさんに届くようになったのです。わたしが紹介しているものは、どれも科学的な根拠があるものばかりです。その中で、特に驚かされたのがココナッツオイルだったのです。

ココナッツオイルはアルツハイマー型認知症が改善するという事実が明らかに

なっています。薬ではなく食べ物でここまで改善効果があらわれるとは、研究者であるわたし自身、正直驚きました。この事実を知ったとき、進行性で先の見えないアルツハイマー型認知症の治療に明るい光が差し込んだように思えました。わたしは多くのアルツハイマー型認知症の患者さんの苦しみや変性した脳の組織に直面してきました。薬と違って副作用を心配せず、食べ物で改善できるなら試してみる価値はおおいにあると思います。

ココナッツオイルですべてのアルツハイマー型認知症が改善するという段階ではありません。ある特別な遺伝子を持っている人には効果がないという報告もあります。しかし、進行するだけのアルツハイマー型認知症が改善することは大きな成果だと感じています。

また、ココナッツオイルはアルツハイマー型認知症の改善だけでなく、予防にも効果が大きく、健常者の日常的な脳を元気にしてくれる力も備えています。年齢とともに脳の機能は低下していきますが、ココナッツオイルで脳を若返らせ、健康でイキイキとした生活を手に入れることができるのです。

今の食事が10年後、20年後を左右する

肥満に気をつけて、健康や脳にいいといわれる
食を選んで食べている？

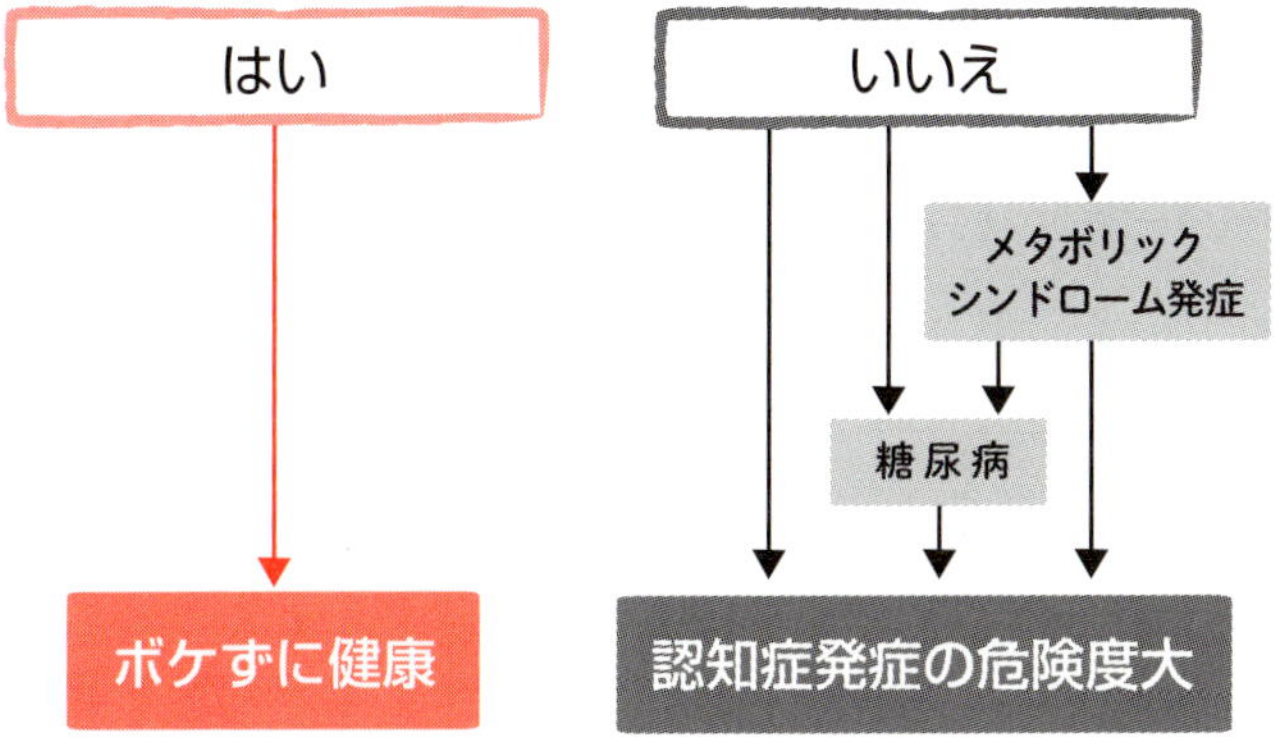

ココナッツオイルは
優秀な健脳食！

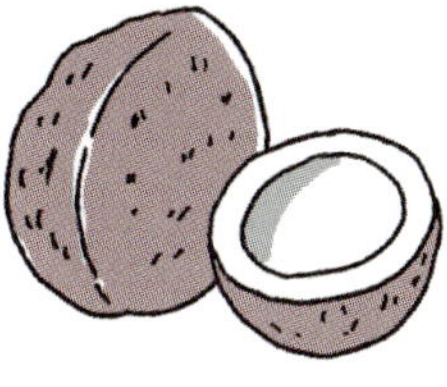

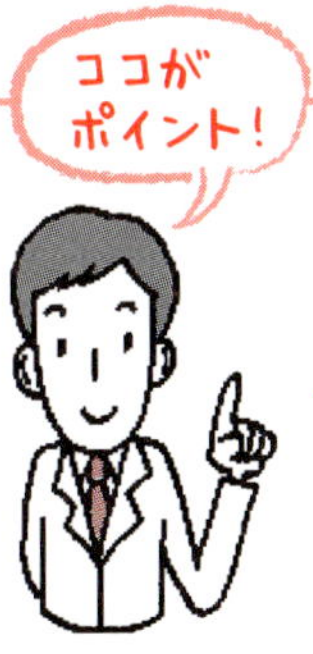

・脳の若返りで一番大切なのは食事。健脳食を選んで食べれば、認知症を予防し脳を若返らせることができる。

・ココナッツオイルは、特にすぐれた健脳食、予防だけでなくアルツハイマー型認知症の改善にもつながる。

2

衝撃的なココナッツオイルとの出会い

２００７年、わたしは、順天堂大学大学院医学研究科加齢制御医学講座の教授に着任し、東京都老人総合研究所で積んできた成果をもとに、さらなるステージで研究を開始しました。

そこで、一番印象的な出来事はココナッツオイルとの出会いです。２０１３年、タイのチェンライというところにあるマエ・ファ・ルアング大学で出張講義をしていた時のことです。チェンライとはバンコクから北へ７８０㎞、チェンマイからは約１８０㎞離れたところにある都市です。美しい国境のリゾート、ゴールデン・トライアングル（黄金の三角地帯）がすぐ近くにある観光都市です。

マエ・ファ・ルアング大学のスタッフに、ある書籍の訳本を紹介されました。その本とは、アメリカの医師メアリー・T・ニューポート医師が書いた『アルツハイマー病が劇的に改善した！』という本です。ニューポート医師の夫は若年性アルツハイマー病を発症しており、それがココナッツオイルで改善したというのです。

「そうか、これだったのか！」とその時衝撃が走りました。わたしは、アメリカが発表したブレーンフーズの中に飽和脂肪酸が入っていたのを不思議に思っていたのです。ブレーンフーズとは脳の働きをよくする食材のことです。

脂肪酸には炭素の結びつきの違いにより、飽和脂肪酸と不飽和脂肪酸というカテゴリーに分けられています。当時、不飽和脂肪酸は体に良く、飽和脂肪酸は悪いという説が広まっていました。飽和脂肪酸は動脈硬化の引き金になるといわれていたのです。そんな飽和脂肪酸がどうしてブレーンフーズに登場しているのか不思議でした。そのブレーンフーズに登場していた飽和脂肪酸はココナッツオイルを指していたのです。ここで、わたしの疑問が解けひとつの糸で結ばれたのです。

チェンライの街を歩けば至るところにココナッツがゴロゴロしています。レストランではココナッツが丸ごと出てきてココナッツジュースを、まるで水のように飲んでいます。アルツハイマー型の認知症がココナッツオイルで改善されるのなら日本でも紹介しようと思い、帰国後その本の翻訳に取りかかったのです。

その本が出版されるやいなや大反響で、取材が殺到しました。ココナッツオイルの記事を雑誌に掲載すると、その出版社の編集部に、「どこで買える？」「どこのクリニックで指導してくれる？」など問合せの電話がジャンジャン鳴りました。

また、雑誌や本だけでなく実際に臨床でも応用していきたいと考えていました。患者さんが毎日食べやすいように、研究員と試行錯誤を繰り返し、食べやすいレシピを開発しました。それを発表するごとに、続々とココナッツオイルでアルツハイマー型認知症が改善したという報告を受け、反応の高さに驚きを隠せません。ココナッツオイルは人によっては食べてすぐ改善がみられることがあります。食だけでここまで改善できるものがあるでしょうか？

認知症改善効果を発見したのは米国医師

**アメリカ在住のメアリー・ニューポート医師が、書いた
ドキュメンタリー本でココナッツオイルの
アルツハイマー型認知症の改善効果を証明！**

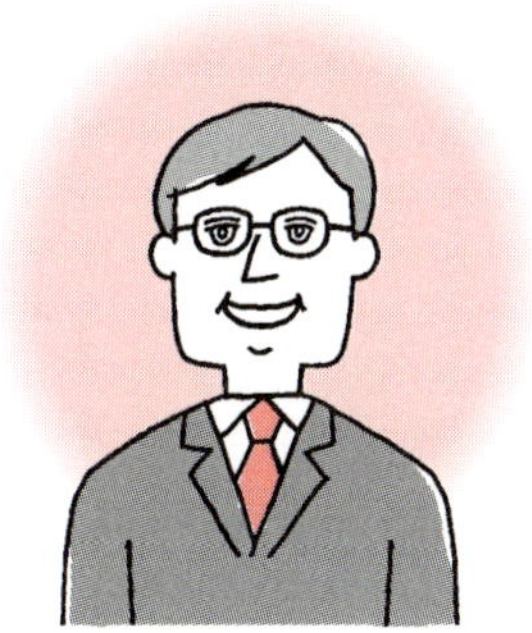

若年性アルツハイマー型
認知症にかかった、
**ニューポート医師の夫
スティーブ**

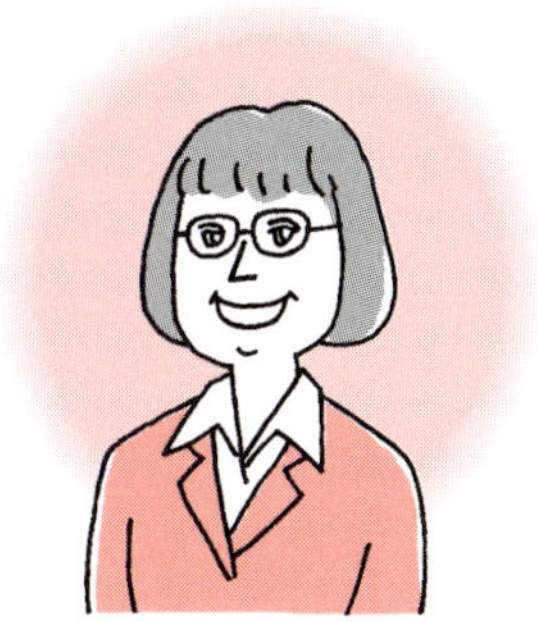

ココナッツオイルが
アルツハイマー型認知証の改善に
効果があることを示した
メアリー・ニューポート医師

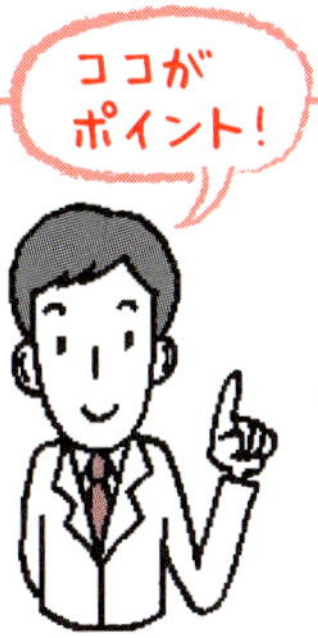

・ニューポート医師の著書には、夫スティーブの若年性アルツハイマー型認知症の改善記録が記されている。

・医師が実際に体験して書いた著書のため、内容が専門的で詳しく書かれている。この著書がココナッツオイルブームのきっかけになった。

3

ココナッツオイルはアルツハイマー型認知症の救世主

　ここでアルツハイマー型認知症についてお話ししておきましょう。アルツハイマー型認知症は、１９０６年にドイツのアルツハイマー博士が、51歳の女性の症例を学会で発表したことから知られるようになりました。その女性の症状は、夫に対する異常に激しい嫉妬心から始まりました。実際に夫は浮気や女遊びはしていなかったようで、女性の嫉妬は妄想によるものでした。嫉妬心は誰にでもあることですが、彼女の場合、それが強い興奮状態をもたらしたのです。その後、しだいに記憶力が衰え、時間や場所などがわからなくなり、言葉を忘れ、文字も読めなくなり、最後は寝たきりになり4年半後に亡くなりました。

　この女性の脳を調べたところ、大脳が全体的に委縮し、脳の神経細胞内に毛玉上の繊維質が見つかりました。また、脳のいたるところにシミのような異常な沈着物もありました。

わたしは東京都老人総合研究所に勤務していた当時、週に一度のペースで高齢者の遺体の解剖を行っていました。アルツハイマー型認知症の脳は、見ただけですぐにわかりました。健常者の脳は、大脳のしわの部分がピッタリとくっついていますが、アルツハイマー型認知症の脳のしわには大きな溝が空いているのです。特に脳の側面にあたる側頭葉の内側に存在する海馬の委縮が激しく、側頭葉の溝が大きく開いているのが特徴です。

アルツハイマー型認知症の発症メカニズムはいくつかの説がありますが、「アミロイド仮説」が有力で、現在、世界中の研究者がアミロイド仮説をもとに研究を進めています。アミロイド仮説とは、脳の中にアミロイドβたんぱく質とタウたんぱく質という異常なたんぱく質が繊維化して溜まり、脳の神経細胞を壊してしまうというものです。最初にアルツハイマー型認知症を発表した博士が見た繊維質とはこのことだったのです。アルツハイマー型認知症は、まだ発症のメカニズムが完全には解明されておらず、決め手となる治療法もないのが現状です。進行を遅らせる程度の薬しかなく、何か改善できる道はないものかとわたしは日々模索していたのです。

　ニューポート医師の訳本を出版してから、ココナッツオイルの食事療法を聞きに患者さんが遠方からわたしの外来を訪ねてくることが多くなりました。地元の担当医にココナッツオイルを試してみたいというと「よくわからないので専門の先生を訪ねてください」と言われるそうです。そもそもココナッツオイルは食品ですから、医師が処方するものではありません。担当医の対応も間違いではないのですが、わたしは少しでも患者さんの回復を願って、ココナッツオイルの情報をお伝えしています。1人でも多くのアルツハイマー型認知症の方とそのご家族が不安から救われればと思っています。アルツハイマー型認知症が改善するメカニズムも少しずつ明らかにされ、3人に1人は効果があるというデータが出ています。今後臨床での応用を広めていくことが課題になるでしょう。

ココナッツオイルは食品だから安心

**ココナッツオイルは食品なので
副作用がなく、安心して始められる。
アルツハイマー型認知症の薬と併用して食べてもＯＫ。**

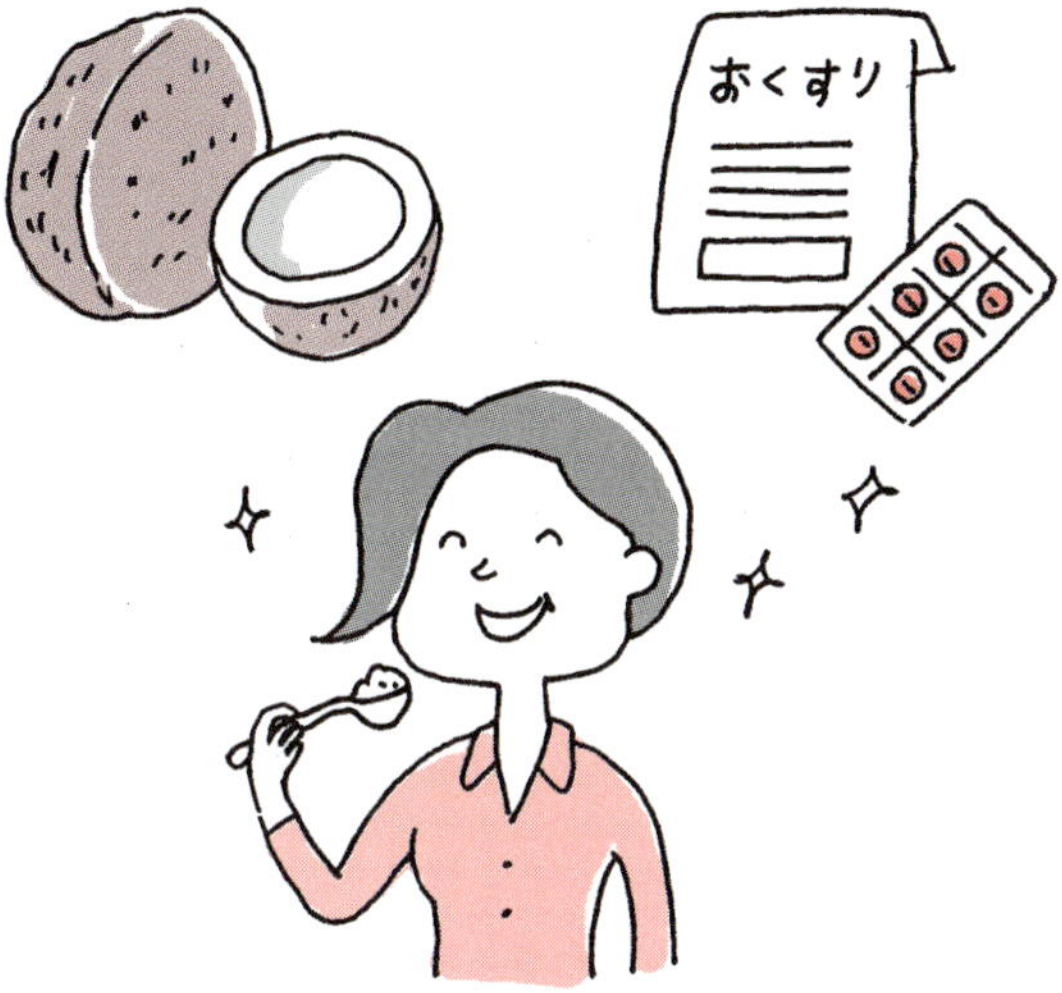

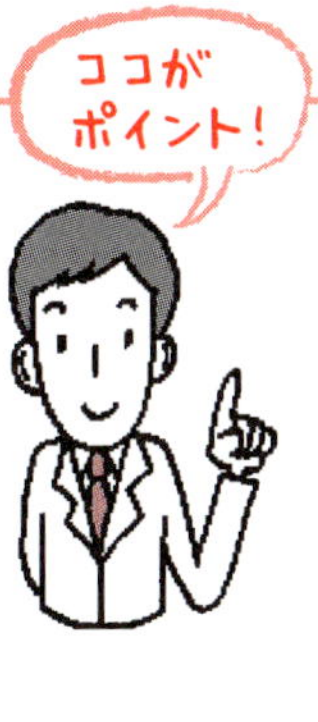

・アルツハイマー型認知症は、脳にアミロイドβたんぱくとタウたんぱくという異常なたんぱく質が蓄積して起こるが決定的な治療法は見つかっていない。

・ココナッツオイルはアルツハイマー型認知症の３人に１人の割合で改善が認められている。

4

始めた人から脳の老化が止まる！健脳食＋ココナッツオイル

「認知症なんて、まだまだ先のことで実感できません」と、40代までの方は感じていることでしょう。しかし、40代は、将来ボケるかボケないか、大きな分かれ道の岐路に立たされているのです。

脳の老化は40代から始まっているという恐ろしいデータを紹介しましょう。

フランス国立衛生医学研究所のアルシャナ・シンマヌー博士らの研究では、45～70歳の公務員の男性5198例と女性2192例をロンドン大学との共同研究で1997年から10年間観察しました。このデータから、なんと、認知機能の低下は男女ともに45～49歳で始まることが明らかにされたのです。

40～50代男女はともに働き盛り、仕事では責任のあることを任され、家庭では子育てや地域活動で忙しい日々を過ごす時期です。健康のことを考える時間はないかもしれませんが、将来のことを考えて、健脳食＋ココナッツオイルを積極的に摂るようにしましょう。40代から健脳食を始めると、アルツハイマー型認知症の予防になるだけでなく、脳のパワーが増して仕事や家事、生活にまつわることすべての効率がアップします。

わたしが提案する健脳食はいいものを積極的に食べる、というだけではありません。脳にダメージを与えるものは食べないようにするのです。脳にダメージを与えるものとは、砂糖を含む甘いものやごはんやパン、麺類などの炭水化物の多い食事です。40～50代はストレスが多い年代でもあり、油断していると甘いものを多く摂る生活になってしまうので気をつけましょう。

米国と韓国による共同研究チームの興味深い研究を紹介しましょう。地域のPTA活動に所属する211人と大学生315人に調査を行い、気分がいいときに選ぶ食べ物と、気分が悪いときに選ぶ食べるものを比較したのです。

すると、気分が悪いときは甘いものが多くなるという結果があらわれました。PTAの場合は、気分の悪いときは2倍も甘いものを選択していました。

認知機能の低下が始まる40代は、健脳食をスタートするのに決して早くはないのです。脳のダメージを少しでも減らすためには、早過ぎるということはありません。

健脳食を始める時期が早ければ早いほど、脳はこの先長い間元気でいられます。

認知症は何の前ぶれもなく静かに進行します。食と認知症の関係を知ったその日から始めれば、それだけ認知症にかかるリスクが低くなり、脳は若返っていきます。食と脳の関係を知らずに、食べたいものを食べたいだけ食べていると、脳はどんどん劣化して認知症へと向かいます。

40代以上の方は、「もう無理かも」とあきらめないでください。健脳食を知った今が始め時です。食べ方を変えれば脳の老化は止まるのです。さあ、今日から健脳食とココナッツオイルを始めましょう。

脳の老化は、40代から始まる

40代から気分にまかせて甘いものやジャンクフードを食べていると、将来、認知症になる危険度が増す。ココナッツオイルと健脳食を始めるのは、早ければ早いほうがいい。

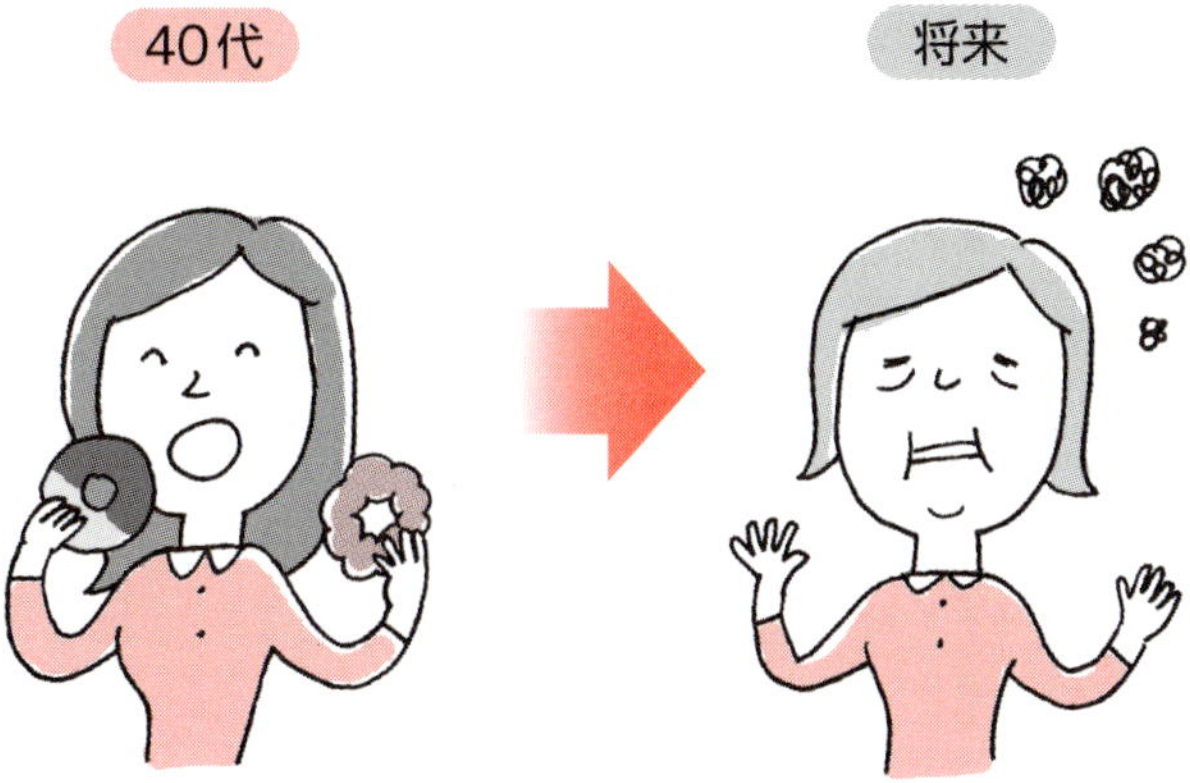

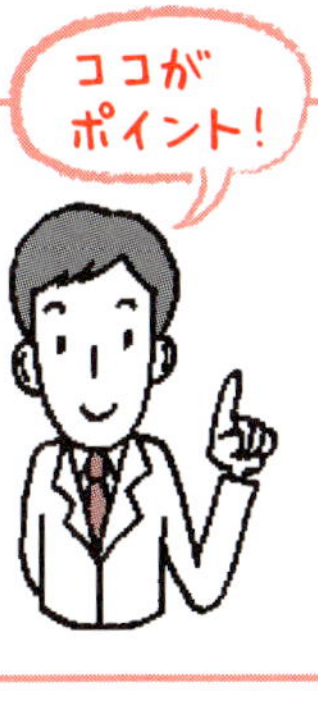

・認知機能の低下は、45～49歳で始まることが、明らかにされている。

・イライラしていると甘いものやジャンクフードを選んでしまうというデータがある。これは認知機能の低下につながるため、早く健脳食に。

5 ボケ防止だけじゃない！脳の回転が速まる！

ココナッツオイルは、アルツハイマー型認知症が改善というセンセーショナルな話題から、ココナッツオイル＝認知症改善というイメージが定着していますが、健常者の頭の回転を速める効果も高いのです。毎日、ココナッツオイルを食べているわたしは、ココナッツオイルのおかげで頭が冴えわたっています。その様子を少しお話ししましょう。

わたしは1年間に50冊以上の本を書き、一日に数回の取材を受けています。テレビの収録が入ることもあります。本業である研究を行い、論文を書き、大学の講義を行い、原稿校正を行い、レギュラーで書いている週刊誌の執筆も行っています。本は2時間もあれば1冊書いてしまいます。さらに、海外の論文にも目を通し、1カ月の4分の1は外来で診療を行っています。1年間に数回は海外へ出向き、講演や学会に出席しています。

本の出版数は週刊誌よりも多く、週刊誌で取材にきた記者がびっくりしていました。

「先生はなぜそんなに多くの仕事が早くこなせるのですか？」

と、質問されることがよくあります。

わたしは決して無理をしているわけではなく、急いで仕事をしているわけでもありません。いたってこれが普通なのです。いつものスピードで仕事をしていると、出会う人たちがその速さに驚くのです。取材で話しているときは、記者からすると早口でしゃべっているように聞こえるのですが、思考を言葉にしているだけなのです。

「それはココナッツオイルのせいではなく、先生は頭のデキが違うのでは？」

と記者に言われたことがあります。確かに両親から受け継いだ遺伝的なものがあるのは否定しません。しかし、ココナッツオイルと出会った後と前では確実な違いを実感しているのです。ココナッツオイルを始めてから、さらに頭が冴えわたり、回転が速くなりパワーを増したのです。

ここで、少しわたしのことをお話ししておきましょう。わたしの歴史を振り返ると健康を意識しない食生活をしていた時代もありました。大学院時代は研究に明け暮れ、食生活がおそろかになっていました。今はワインを好んで飲みますが、当時はビールを飲みまくり、食事をせずに、ただひたすらビールを飲んでいたのです。今ふりかえると、相当不健康な食生活でした。身長は173cmで、現在体重は65kg前後をキープしていますが、当時は70kg近くになったこともあります。

32歳のとき東京都老人総合研究所（現：東京都健康長寿医療センター）に研究員として入所し、ここから長寿とアルツハイマー型認知症の研究がスタートしました。ここで、食によって老化のコントロールを行えば、アルツハイマー型認知症が怖くなくなる時が来る！　直感的に確信したのです。

わたしはいち早く、食とアルツハイマー型認知症の関係について仮説をたて研究を続けていました。食によってアルツハイマー型認知症が防げると、当時の研究者に話したところ、原因不明の難治性の病気で進行性のアルツハイマー型認知症が改善できるはずがないと鼻で笑われてしまいました。

しかし、2000年ごろからアメリカで、「どんなものを食べればアルツハイマー病が防げるのか」というマウスを使った研究が始まり、2004年に発表されました。その後、続々とわたしの仮説を裏付ける研究成果の論文が出てきました。ヒトによる研究データも登場しました。「これを食べ続けていればアルツハイマー型認知症になりにくい」ということがわかってきたのです。

そして、それらの食べ物はアルツハイマー型認知症の予防だけでなく、脳のパフォーマンスも向上させてくれます。それを自分の日常生活で実践していくうちに、みるみる頭の回転が速くなっていったのです。

わたしは研究の一環で実生活も、研究対象の食品を積極的に摂るようにしています。ビールを飲みまくっていた大学院時代に比べると、当時のほうが若いのに、今のほうが脳のパフォーマンスが向上しているような気がしています。日々進化しているように感じられるのです。特にココナッツオイルが脳の回転を速める効果は、ひしひしと実感しています。

ココナッツオイルは健脳食の中でも、特にすぐれた食品です。最近はココナッツオイルの取材が多いので、取材のたびにココナッツオイル入りのコーヒーを取材陣と一緒に飲んでいます。一日に4～5回は飲んでいるでしょうか？　おかげで頭の回転スピードは速まるばかりです。

わたしは今年（2015年）の3月で57歳になりましたが、記憶力の低下などはまったく感じません。むしろ、頭がどんどん冴えて無限の力が湧いてくるようです。

ココナッツオイルは家事や仕事の効率アップ

ココナッツオイルは、ボケ防止や
アルツハイマー型認知症の改善だけでなく、
頭の回転を速めて、家事や仕事の効率を高める。

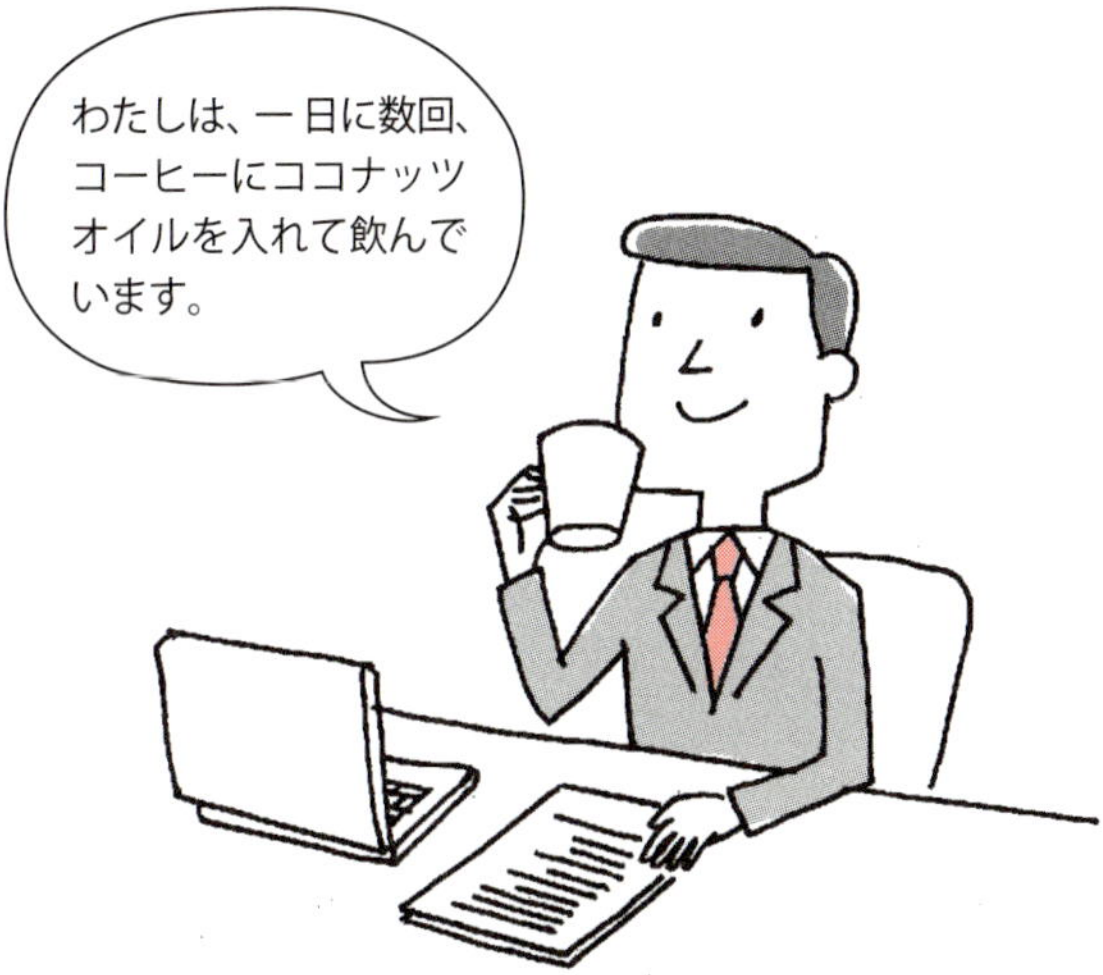
わたしは、一日に数回、コーヒーにココナッツオイルを入れて飲んでいます。

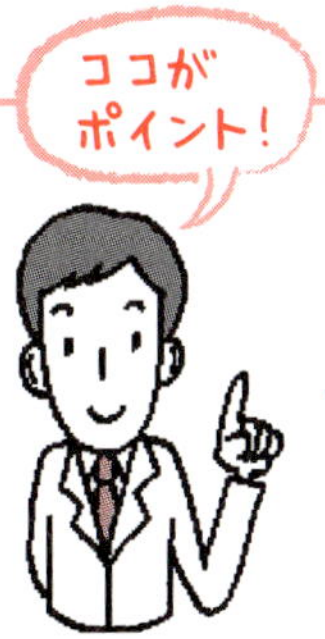

・ココナッツオイルは毎日食べているうちに、どんどん頭の回転が速くなり、疲れない頭になる。

・一日に数回に分けて、ココナッツオイルを摂ると、一日中仕事や家事の効率が上がりっぱなしになる。

6

睡眠の質をアップ！
ぼーっとした頭がシャキッとすっきり！

一昔前、高齢者というと、のんびり余生を楽しむ姿をイメージしていました。

ところが現代は、高齢者といえどのんびりしている人は少なく、バリバリと活躍している姿が目立ちます。高齢者がのんびり過ごしている姿は、それはそれでほっこりするのですが、これからの高齢者は社会保障の問題などもあり、そうそう悠長にしてはいられません。

これからまだまだ活躍する高齢者にとって、ココナッツオイルほどありがたい食品は他にはありません。ココナッツオイルを食べていると、日中眼が冴えてシャキッと過ごせるのです。このメカニズムにはケトン体というエネルギーになる物質がキーワードになっています。

体のエネルギーとして使われる物質はブドウ糖とケトン体という2種類がある

ことをまず覚えておいてください。ケトン体とは耳慣れない言葉ですが、後で詳しく説明しますので、まずは人間のエネルギーになる物質であると認識してください。

ココナッツオイルは、そのケトン体のもととなる食材です。みなさんがエネルギー源として想像するごはんやパンなどの糖質はブドウ糖に変わります。一方、ココナッツオイルは、ケトン体に変わるのです。

日中ボーッとしてしまう原因はブドウ糖にあります。昼食にラーメンや丼もの、うどんなど炭水化物の多いものを摂ると、血液中に急激にブドウ糖が溢れ血糖値が上昇します。血糖値とは血液中を流れるブドウ糖の量のことです。食後30分から1時間で血糖値はピークを迎え、その後急激に下がります。この血糖値の変動が眠気を誘うのです。

このメカニズムをもう少し詳しくお話ししましょう。最近の研究で、オレキシン作動ニューロンという全身の栄養状態をモニターしている神経細胞が眠気に関わっていることがわかってきました。食事によって血糖値が高くなると、オレキシン作動ニューロンがオフになりオレキシンが分泌されなくなります。オレキシンとは覚醒を起こす物質で、これが分泌していると眠くならないのです。

昼食にごはん、パン、麺類を多く食べて、血糖値を急上昇させるとオレキシン作動ニューロンがオフになり眠くなり、ボーッとしてしまうのです。一方、ココナッツオイルがつくるケトン体をエネルギー源としていれば、血糖値の変動がなく眠気は起こりません。

昼食にごはんやパン、麺類などの糖質を極力少なくしてココナッツオイルを食べることで、血糖値が安定し眠くならないのです。昼食は野菜、豆、魚、肉料理とココナッツオイル入りの一杯のコーヒー、これで午後の眠気とはさようならです。この食事法で午後も脳のパフォーマンスは上がる一方です。眠くてウトウトすることはありません。

ココナッツオイルを食べると、午後も頭がすっきり冴えわたるのです。

またココナッツオイルを食べてケトン体の血中濃度をあげておくと、良質な睡眠が得られて、ますます昼間の眠気が遠のきます。わたしの睡眠時間は一日4時間程度です。睡眠時間は短いほうですが、ココナッツオイルを食べるようになってから、さらに短くなりました。睡眠時間が短くても日中眠くなったり、ボーッとしたりすることはまったくありません。

一日の睡眠時間は7〜8時間が適切といわれていますが、人生の約3分の1を寝て過ごすのはもったいないと思いませんか？　一生のうち25年から30年は寝て過ごしているということです。ココナッツオイルを食べて少しでも時間を有効に使いましょう。

睡眠はいまだ多くの謎に包まれており、神経科学者や心理学者が何世代にもわたり研究を重ねてきました。近年、少しずつ謎が解明され、睡眠のメカニズムがわかってきました。睡眠の目的のひとつは、記憶の固定化です。二十世紀半ばには、記憶の固定化における睡眠の役割の研究に関心が集まり、脳のどの場所で、どのようなことが行われているのかが、少しずつ明らかになってきました。

脳は眠っている間に、情報を整理し引き出しにしまっています。脳の海馬や扁桃体、尾状核がその働きをしているのではないかという説が有力です。そのメカニズムの一部も解明されてきました。

このように寝ている間も働いている脳ですが、脳が働くにはエネルギーが必要です。睡眠の最初は夕食に食べた食事からエネルギーを確保しています。しかし、2～3時間するとそれが尽きてきます。そこからエネルギーとして使われるのは、ケトン体です。

ココナッツオイルはケトン体をつくるので、夜ココナッツオイルを食べておくと、すぐに脳がケトン体をエネルギーとして使えるようになります。ケトン体はブドウ糖に比べるとエネルギー効率が高いので、それだけ早く処理が済むのではないかとわたしは考えています。

夕飯にブドウ糖となる炭水化物や甘いものを避けて、寝る前にココナッツオイルを摂ることで、睡眠時間が前倒しされて短時間睡眠になるのだと考えられます。

夜食べると、朝スッキリ目覚められる

ココナッツオイルを夕食と一緒に食べて寝る。

↓

ココナッツオイルがケトン体に変わり、
脳のパワフルなエネルギー源となる。

↓

寝ている間の脳の作業が早く終わる。

↓

朝、スッキリ目が覚める。

↓

午後も眠くならない。

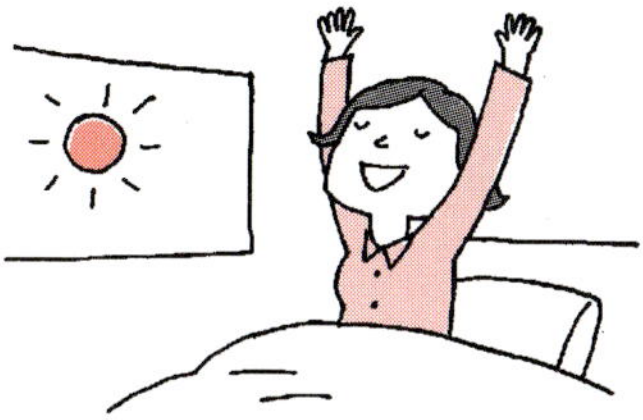

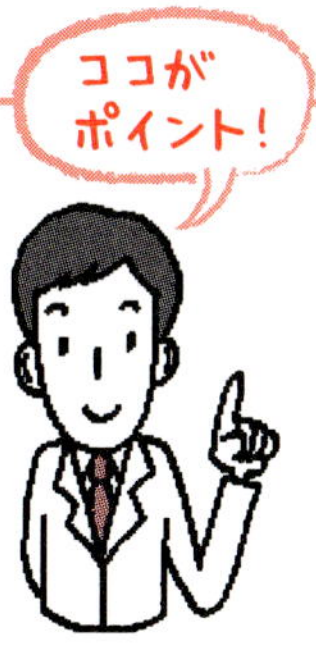

・ココナッツオイルはケトン体というエネルギー源になる。

・炭水化物を食べた時にできるエネルギー源であるブドウ糖より、パワフルなエネルギーとなる。そのため、ココナッツオイルを食べていると、眠りの質が上がり日中の眠気もなくなる。

7

ココナッツオイルで体もパワフル！疲れが溜まらない体になる

ここでわたしの朝のスケジュールを紹介しましょう。外来に出たり、海外に出張へ出ていることもありますので、毎日同じわけではありませんが、研究室にいる日はほぼ同じようなタイムスケジュールで行動しています。

朝は6時前に起きて、30分程度ウォーキングかスイミングをします。不思議なことに、ココナッツオイルを摂るようになってから、2時間でも3時間でも泳ぎ続けることができるのです。朝のフィットネスは30分と決めていますので時間内で切り上げますが、時間制限がなければ何時間でも泳いでいられるのです。

「朝からそんなに泳いで疲れないのですか？」

と聞かれることがありますが、まったく疲れません。

アンチエイジングの基本は第一に食事、第二に運動です。運動を習慣化することは、脳の活動にも身体活動にも極めて有効です。ココナッツオイルは、なんと、運動能力でも役に立ってくれています。パワーアップをしてくれるのです。

その理由をお話しする前にサルコペニアという症状についてお話ししましょう。実は、メタボリックシンドローム、ロコモティブシンドロームに続き、サルコペニアが問題になってくるとわたしは考えています。サルコペニアとは、加齢にともなって起こる筋肉量の減少のことです。将来の健康を大きく損なう現象として、深刻な問題だと思っています。

英国オックスフォード大学が発行する医学雑誌に掲載された研究レポートを紹介しましょう。そのレポートによると、50歳以上の3人に1人はサルコペニアに悩まされ、活動的な日常生活を送れていないと報告しています。サルコペニアは、じっとしていることが多い人や寝たきりの老人に起こると思われていますが、そうではありません。この研究者は、健康な成人でも加齢とともにサルコペニアが起こると指摘しています。平均的に、40歳以降は10年ごとに8%、70歳以降は、なんと15%も筋肉量が低下するそうです。これは、見過ごせない数字です。

誰もがサルコペニアになりうるのです。

必要な量のたんぱく質をとり、筋力トレーニングを積極的に行うことを研究者は勧めています。ココナッツオイルは、ケトン体というエネルギーに変わりブドウ糖よりもエネルギー効率が高いというお話をしましたが、これは脳だけでなく体にもいえるのです。ココナッツオイルを食べていると、体にもエネルギーが満ち溢れ筋力トレーニングがつらくないのです。また、疲れ知らずに動くことができるようになります。

サルコペニアは運動機能の問題だけでなく、骨粗鬆症や認知症にも関係しています。筋肉を使うことで認知機能が高まることは多くの研究で明らかにされています。ココナッツオイルは、直接的な働きだけでなく、筋肉を増やし間接的にも認知症予防に働くのです。

ココナッツオイルは筋力アップにつながる

ココナッツオイルを毎日食べる。

↓

パワフルに動ける体になり、運動する機会が増える。

↓

加齢とともに減る筋肉を維持。

↓

サルコペニアを予防。

↓

認知症予防になる。

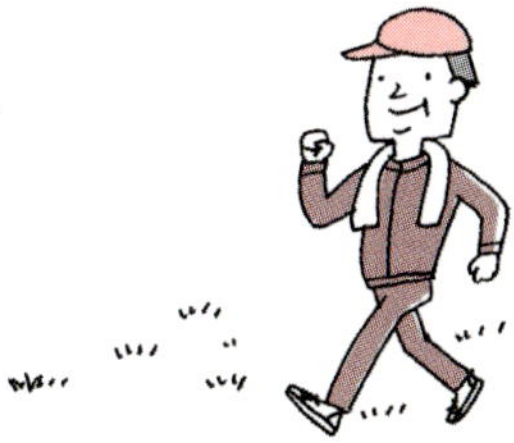

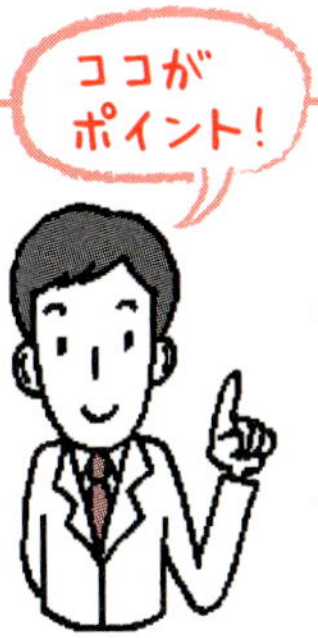

- ココナッツオイルは、脳だけでなく体のパワーも向上させる。
- 運動しても疲れにくい体になり、体を動かす機会が増える。
- 加齢とともに筋肉が減るサルコペニアが認知症と関連があることがわかっており、筋力アップが認知症予防につながる。

ココナッツオイルの劇的効果 1

「食べてすぐ社交ダンスのステップが覚えられるようになった！」——77歳　男性

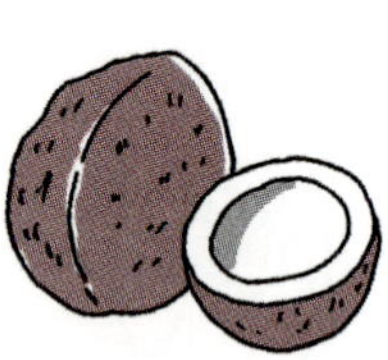

わたしが外来を行っているクリニックに訪れたアルツハイマー型認知症の患者さんの症例を紹介しましょう。わたしがココナッツオイルの指導を始めてすぐのことです。ちょうどわたしが本を出版し雑誌などでココナッツオイルの話題が出始めたころのことです。

患者のAさん（77歳　男性）は初期のアルツハイマー型認知症と診断され、リバスタッチという張り薬を使用していました。これはコリンエステラーゼ阻害薬という、アルツハイマー型認知症にはよく使われる薬です。

しかし、一向に症状の改善はなく、逆に悪くなるばかり。そこでココナッツオイルに詳しいわたしのところへやってきたのです。Aさんはまだ初期の段階であることから、ココナッツオイルの指導をきちんとすれば改善が見込まれるのではないかと思い、食事療法を提案しました。

Aさんはわたしの話を理解することができる段階なので、やってみようということになったのです。Aさんは、ココナッツオイルが食品で安全性が高いということ、食事と一緒に食べられることから身近に感じ、すぐにでも始めるといってクリニックをあとにしました。

Aさんは、趣味で社交ダンスを行っていました。レッスンの前に早速ココナッツオイル入りのカレーを食べて出かけたところ、アルツハイマー型認知症を発病してからできなかったことが、すんなりできるようになったというのです。今まではひとつひとつのステップを覚えることができても、それがつながらず1曲踊ることができなかったそうです。しかし、ココナッツオイルを食べるようになってから、ステップをいくつも続けて覚えられるようになったのです。ステップを覚えるだけでなく、それをつなげて踊れるようになりました。アルツハイマー型認知症になる前と変わらず、1曲続けて踊れるようになったのです。ココナッツオイルが食品だったので、半信半疑の一面もあったと思いますが、改善効果を実感して自分でも驚いたそうです。

次の診療で、その話を嬉しそうに語るAさん。その姿を見ながら、実はわたしも驚いていました。こんなに目に見える効果が早く出るとは思っていなかったからです。

ココナッツオイルを始めて2か月。Aさんは毎日食べるようになると、どんどん改善されてリバスタッチを使用しなくなりました。今では、ココナッツオイルだけで薬は一切使っていません。生活にハリが出て毎日が楽しい、とAさんは語っています。

アルツハイマー型認知症を発病してから、気持ちが沈みがちだったAさんですが、すっかり明るくなり、もとの自分に戻ったようだと自信に満ち溢れていました。

第2章

ボケない人とボケる人の違いはどこにあるのか？

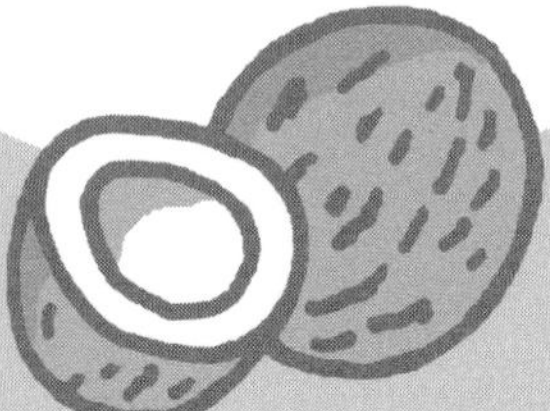

1

人生に目標がある人はボケない

２０１３年、日本人の平均寿命は男性が初めて80歳を超えて、80・21歳となりました。女性は86・61歳で過去最高となり、２年連続世界一となりました。内閣府が公表した「平成26年度　高齢化白書」では、総人口に占める65歳以上人口の割合、いわゆる高齢化率は過去最高の25・１％でした。日本人の４人に１人は65歳以上ということです。

さらに平成72年には、２・５人に１人は65歳以上となると推計しています。一大高齢化社会に突入した日本。わたしたちは自分のためだけでなく、社会のためにも元気でいなければならなくなりました。

しかし、溢れる輸入食材、便利で動かない生活、ジャンクな食品を沢山食べて、運動不足に陥り健康被害はどんどん拡大していきます。自分の健康は、国に任せておくことはできません。自分で守っていくしかないのです。それには、まず知ること。知らなければ何も始まりません。なぜ、老化が起こるのか？　それによってどのような病気が起こるのか？　予防するにはどうしたらいいのか？　アンテナをとぎすませて情報を手に入れた人からアンチエイジングは成功していくのです。

医学研究は日進月歩、毎日世界のどこかで研究論文が発表されています。その中には、今まで体に良いといわれていたことが悪かったり、悪かったことが良かったなど健康常識を覆すこともあります。

ココナッツオイルにしてもそうです。まさか、日本になじみがない南国の食べ物が認知症の改善につながるなどと誰が想像したでしょうか？

米国の研究によると、学歴が高いほど、職業が知的であるほど、中年期以降における知的活動が活発であるほど認知症になるリスクが減少する可能性があるとしています。これは脳の活動量が多いということもありますが、情報の入手という意味もあるとわたしは思っています。知的活動をしている人は、人生に目的意識がありボケ防止について情報を知り、それを実行している人が多いのではないでしょうか?

世界最高齢の80歳でエベレストの登頂に成功した三浦雄一郎さんのお父様であった三浦敬三さんは100歳になっても立山や八甲田山で山スキーを楽しんでいました。

100歳になってもなお高い目標をかかげて努力し、その目的を達成するために、食事に気を配り、毎日のトレーニングをかかしませんでした。

カナダとアメリカの共同研究で、人生の目的意識が高い人は、目的意識が低い人に比べて、死亡率が15%低いことが報告されています。この研究では、退職しているか現役かは関係ありませんでした。

人生に目的がある人は、健康でいるための情報を入手し実践しているのです。三浦敬三さんも、晩年はずっと自炊をして栄養バランスを考えた食事をしていたそうです。

食情報には耳を傾けよう

テレビ番組、雑誌、本、ネットなどから
食の情報を入手する人はボケない。
自分のやり方を押し通すガンコものはボケる。

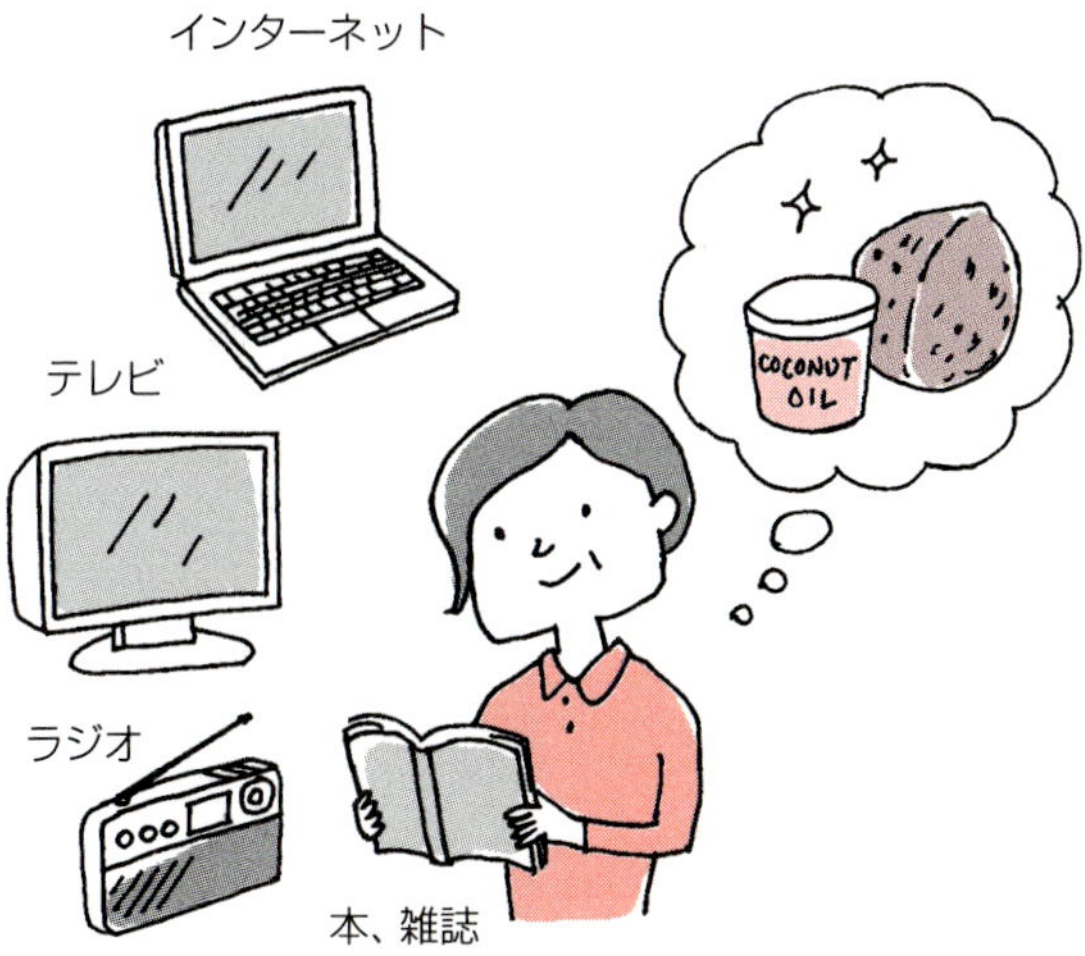
インターネット
テレビ
ラジオ
本、雑誌
COCONUT OIL

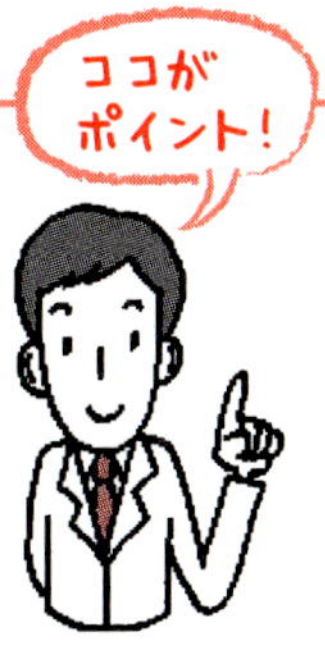

・医学の情報は日進月歩。古い情報にこだわらないで、新しい情報に耳を傾け、柔軟に対応する人は認知症の予防ができる。

・人生に目標がある人は、自然と知的活動を行い、食の情報を集めている。

2

「脳トレ」だけに頼っているとボケる

脳は、いわゆる〝脳トレ〟で鍛えられるでしょうか？　その答えは、残念ながらＮＯです。毎日パズルを解いたり、ぬり絵をしても脳が活性化するのはほんのわずか。脳トレが脳にいいといわれていますが、これはあくまで少しだけ脳の動きをよくするだけのことなのです。

土台となる脳がしっかりしていなければ、どんなに動かしても鍛えることはできません。手入れをしていないポンコツな機械を動かそうとやっきになっているようなものです。機械の手入れをしなければ、動きはよくなりませんし長持ちもしません。もちろん動かすことも手入れのひとつですが、機械そのものが壊れてしまってはどうしようもありません。「使わなければ意味がない」とよくいわれますが、壊れてしまってはすべてが終わりなのです。

脳トレを筋トレのように、物理的に細胞が増えていくイメージを持つ人がいますが、脳トレをしても脳の細胞がモリモリと増えてマッチョな脳になるわけではありません。筋肉は、負荷をかけてトレーニングをすることで筋繊維が一度壊れ、新しくつくられる時により太く強くなります。それを繰り返していくことで、筋肉量が増えしっかりとした筋肉ができあがるのです。

ところが、脳細胞と筋肉の細胞は、まったく違う形や働きをしています。脳はニューロンという神経細胞でできていて、伝達物質や電気的な信号を送って、考えたり体の調整を行っています。いわば情報機器なのです。車でいえば制御を行っているコンピューター部分です。一方筋肉は、力仕事を担当する機器、車でいえば駆動部分です。

筋肉の細胞は一度壊れても再びつくられますが、脳の細胞は、残念ながら一度壊れたら元に戻りません。機械がサビてしまったら自力では元に戻らないように、脳細胞もサビたところはサビたままなのです。そして、脳は交換ができません。いまだかつて移植を行ったことがない臓器なのです。

毎日脳トレに励んでいたみなさんは、脳トレには意味がないというとショックなことかもしれません。しかし、世界的に発信されている信頼性のおける医学論文の数々に、脳の根本的な手入れをしなければ、老化が進み、認知症のリスクが高くなることが書かれています。

脳トレ自体を全面的に否定するつもりはまったくありません。わたしも何冊か脳トレの本を書いていますので、その効果は認めています。ただ、そのトレーニングに使う脳そのものをきちんと手入れをしておかなければ、脳トレには意味がないといっているのです。

ボケ予防の第一は食事、その次は運動、そして生きがいなどの目標や知的な活動、脳トレはその次くらいに位置します。

健脳食に脳トレははかなわない

ボケ予防の優先順位

1 毎日の食事を健脳食にする

2 日常の生活に軽い運動を取り入れる

3 人生に目標を持ち、知的活動を行う

4 計算や記憶、指を動かすなどの脳トレを行う

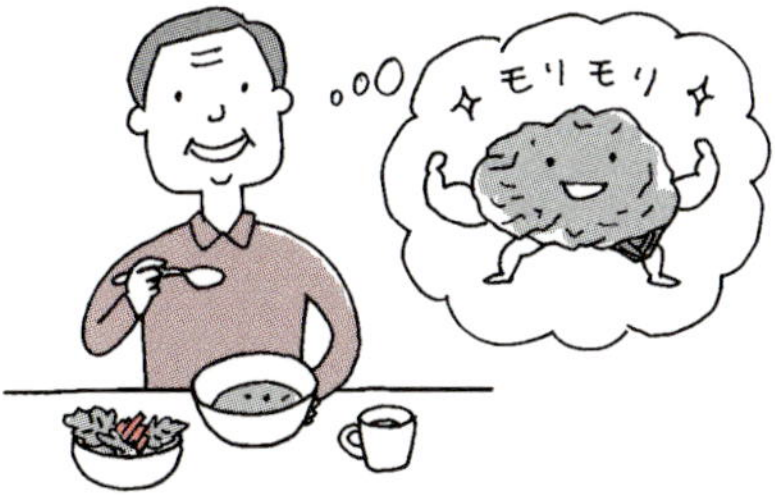

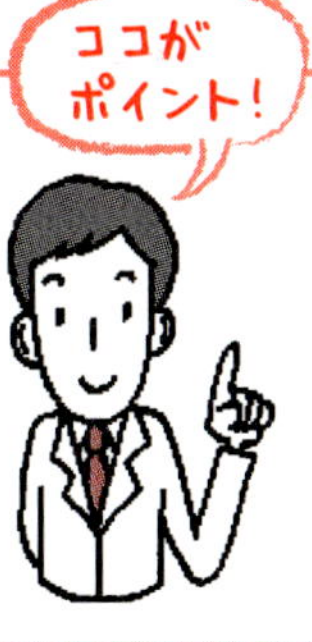

・ボケや認知症予防の第一は、なんといっても食事。食事の影響がボケや認知症に直結していることが研究で明らかになっている。

・脳トレも悪くはないが、健脳食に切り替えたうえで行うのがよい。

3

人はなぜボケる？　脳の老化のメカニズムとは？

不老不死――、それは人間が抱く永遠のテーマです。中国史上有名な始皇帝をはじめ不老不死を求めた人物は歴史上、数多く記録されています。永遠に健康で若い体でいられたら……、これは誰もが願うこと。しかし、残念ながら現在のところ長生きをすればするほど、老化は避けられないものになっています。機械を長い間使っていると部品がサビてボロボロになってしまうように、人間も長生きをしていると、サビに似たような現象が起こるのです。「形あるものはいつか壊れる」といわれるように、人間の体も機械と同じように、いつかは使えなくなってしまう時がやってくるのです。

ボケはいわゆる脳の老化現象のひとつです。年をとることとボケは表裏一体。長く生きれば生きるほど、残念ながらボケる確率は高くなっていくのです。

「顔は覚えているけれど、名前が思い出せなくて……」

「大切なものなのに、どこにしまったか……」

と、年齢を重ねるごとに日常生活の中で、もの忘れが多くなっていきます。脳の記憶領域やそれを引き出すネットワークに老化現象が起こっているのです。

しかし、あきらめてはいけません。老化のメカニズムを知って、体のメンテナンスをしっかり行えば、老化を遅らせて元気で長生きすることが可能な時代がきています。

老化とはいったい何なのでしょうか?

老化という言葉は日常的に使われていますが、実は老化を定義することは簡単ではありません。肌のシミ、シワ、運動や思考能力の衰えなど現象をあげればいくつもありますが、これらは老化の定義とはいえません。肌の手入れ不足や運動不足などによっても起こりうることだからです。

少し難しい話になりますが、老年学の学者ストラーは、老化現象に共通する特徴として、体に不都合な変化(有害性)、あらゆる人に共通する変化(普遍性)、ゆっくりと起こる変化(漸進性)、元には戻せない(不可逆性)、けがや病原菌など外からの原因ではない（内因性）の5つをあげています。

つまり老化とは、体の中からゆっくりと進行し元には戻せない不都合な変化ということになります。

では、どうして老化が起こるのでしょうか？

老化が起こるしくみについては2つの仮説があります。ひとつはプログラム説というもの。生物の体の中に、誕生、成長、成熟、生殖といった段階的なシナリオが組み込まれているという説です。そこには老化や死といったプログラムも含まれます。

もうひとつは障害蓄積説というもの。エラー蓄積説とも呼ばれており、さまざまな原因による障害が体内に積み重なった結果、老化が起こるという説です。現在はこの説を裏づけする研究が進んでいます。

脳の老化は、さまざまなエラーが脳に蓄積して本来の脳の機能が失われていくことで起こるのです。そのエラーの主な原因と考えられているのが、次にお話しするコゲとサビです。

脳の老化とはエラーが蓄積すること

老化とは、体の中からゆっくりと進行し
元には戻せない不都合な変化。

脳の老化には諸説があるが、
さまざまな原因により障害（エラー）が
体内に積み重なった結果起こる変化のこと。

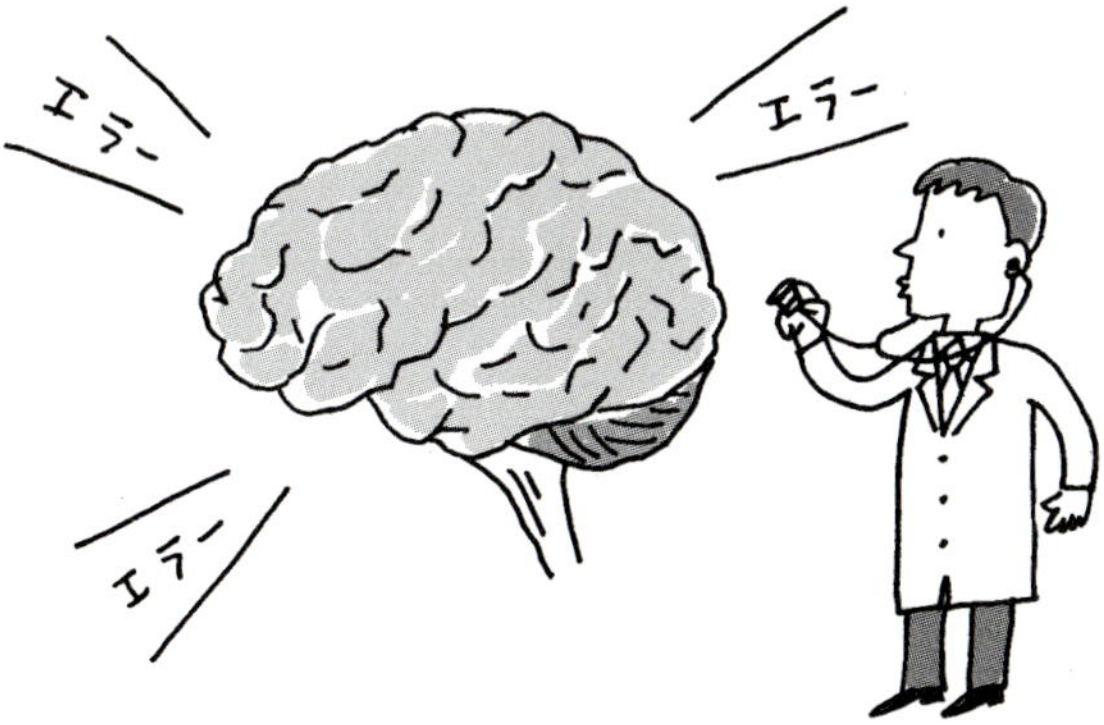

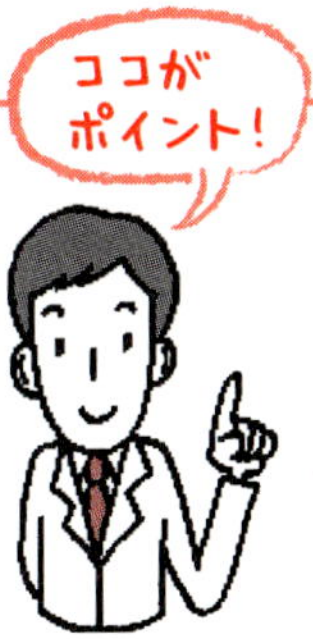

・脳の老化のメカニズムを知って体のメンテナンスをしっかり行えば、老化を遅らせて元気で長生きすることが可能である。

・体内で起こるさまざまな原因による障害（エラー）の蓄積を予防すれば、老化は防げる。

4

ボケとは脳にサビ（＝酸化）、コゲ（＝糖化）が溜まること

老化の主な原因として考えられているのは、「酸化」と「糖化」です。みなさんもこの言葉は、雑誌やテレビなどで聞いたことがあるのではないでしょうか？

酸化と糖化は、老化を促進させる主な原因として世界中で研究が進んでいます。酸化と糖化をたとえていうならば「サビ」と「コゲ」です。

まず、酸化からお話ししましょう。酸化とは、活性酸素という〝ヤンチャな酸素〟によって体内の物質が酸化されて本来の機能を失うことです。〝ヤンチャ〟といったのは決して「悪い」だけではないということです。酸素は人間が生きていくうえで重要な物質ですが、活性酸素となると悪い働きだけが注目されていす。しかし、ヤンチャなだけであって、真に悪い酸素ではないのです。体に細菌やウイルスなどの異物が入ってきたとき、体を守るために使われるなど体にいい

こともしています。

人間の体にはさまざまな免疫システムが備わっています。免疫は外的から守るいわば、軍隊です。その免疫軍隊には2つの部隊があります。敵ならかまわず攻撃する最前線部隊と、敵を見極め戦略を立てて戦う戦略部隊です。好中球、マクロファージなどの免疫細胞は最前線部隊、T細胞やB細胞といった細胞は戦略部隊です。最前線部隊と戦略部隊はともに力を合わせて戦う場面もありますが、最前線部隊は体の中を巡回して悪いやつがいると攻撃をするのが主な役割です。その攻撃に活性酸素が使われるのです。免疫細胞が細菌やウイルスなどの異物に、活性酸素を投げつけたり吹きかけたりして破壊しているのです。

体のために役立つこともする活性酸素ですが、増え過ぎたり誤動作すると、攻撃対象ではない細胞を攻撃して酸化を促進させてしまうのです。この活性酸素によって酸化した物質をサビと呼んでいるのです。酸化すると本来の機能が失われ病気に発展するのです。

活性酸素は、呼吸だけでなく、紫外線に当たったり、タバコを吸ったり、飲酒をしたり、ストレスを感じたり、食品添加物を摂るなど、日常生活の中で続々と発生しています。しかし、その活性酸素にわたしたちの体は、やられっぱなしかというと、そうではありません。実は体内では活性酸素を消す抗酸化組織が活躍しています。それは、スーパーディスムターゼ（ＳＯＤ）という正義の味方のような名前の酵素たちです。他にも活性酸素をやっつける酵素は数種類ありますが、ＳＯＤは最初に発生する活性酸素スーパーオキサイドを消してくれる、心強い酵素なのです。

ところが残念なことに加齢とともに、この酵素たちは弱体化してしまうのです。たとえば、20歳の抗酸化能力を１００％とすると、40歳くらいは80％、その後加速度的に低下し、50代では60％、80代ではゼロに近いといわれています。抗酸化能力が衰えると、活性酸素が増えてサビが次々とつくられ、体が老化していくのです。

では次に、糖化のお話をしましょう。

酸化は活性酸素によって起こりますが、糖化というのは糖がたんぱく質や脂質、アミノ酸などと結合して起こります。ケーキを焼くことが趣味の方はいらっしゃいますか？　まさにケーキを焼く過程で起こっていることなのです。砂糖、卵、小麦粉などの材料を混ぜ合わせると、黄色のツヤツヤした生地になります。それをオーブンで焼くと表面がこんがりとした茶色に変わっていきますよね。これを「おいしいそう」と思う人は多いことでしょう。しかし、これこそまさに、糖化なのです。砂糖の成分がたんぱく質を変性させた結果なのです。糖化は、またの名を〝メイラード反応〟といい、調理の世界ではおいしく仕上がるテクニックのひとつなのですが、これが体の中で起こると老化の元凶となるのです。

体の中の糖化反応にはさまざまな段階があり、糖化してできた物質も種々あることから、糖化してできた最終的な物質をＡＧＥｓ（最終糖化産物）と呼んでいます。これがいわゆるコゲです。

老化とは、体の中にこれらのサビやコゲが溜まって体の組織が変性し、機能がうまく働かなくなることなのです。自転車が錆びて動かなくなるのと同じで、人間にもサビやコゲが溜まっていくと動かなくなってしまうのです。

さて、このサビとコゲができるしくみですが、実は別々につくられるのではなく、この２つは大きく影響し合っています。酸化と糖化を別々に考えず「酸化糖化反応」と呼ぶこともあります。糖化の過程の中に酸化があり、糖化によって酸化も加速されるという悪の相乗効果となっているのです。

酸化と糖化は、皮膚で起こればシミ、シワに、血管で起これば動脈硬化に、それぞれの臓器で起これば病気の原因に、そして脳で起こるとボケにつながるのです。酸化と糖化反応は人体のどこでも起こります。酸化も糖化も先ほどお話ししたように代謝の過程において正常なプロセスなのです。それがどうして、体にとって都合が悪いことになるかというと、度を越して増えるからなのです。そして、その増え過ぎたサビとコゲが悪さをするのです。

いったい体の中でどのような悪さをするのでしょうか？　そのひとつは炎症を引き起こす原因となるのです。炎症というと皮膚にキズやできものができて、赤く腫れ上がることを想像することでしょう。炎症とはいわば、体の中で起こった「火事」のようなものです。免疫細胞がウイルスや細菌など外敵をやっつけるために戦火をあげているのですが、それが体にとっていいこととは限らないのです。血液の中では、コレステロールが酸化することから動脈硬化が起こり、それが炎症反応につながり、心筋梗塞となります。同じようなことが、脳の中でも起こっています。

ここ10年くらいで、脳の炎症について研究が行われるようになってきました。炎症が起こると炎症性サイトカインという伝達物質があらわれます。これは「火事が起こってるよ」と他の細胞に連絡する、情報屋さんです。近年の画像技術の発展により、アルツハイマー型認知症患者の脳内で、細胞が炎症性サイトカインの産生に活発に関わっているところが確認されています。逆に、炎症を抑える薬を2年以上服用していると、アルツハイマー型認知症やパーキンソン病にかかる危険度が40％下がるという研究結果も報告されています。

脳の炎症は、自覚症状もなく静かに進行します。サビとコゲにより変性したたんぱく質が炎症を起こし脳の細胞機能を低下させ、やがては細胞を破壊し、ボケの症状があらわれてくるのです。

サビとコゲとアルツハイマー型認知症の発病メカニズムとの直接的な関係は、まだ全容が明らかにされていません。ただ、もの忘れ程度のボケも認知症もサビとコゲが原因となっていることは確かです。

脳は、他の細胞と違い神経細胞というものでできています。これは一度失うと、再生されません。脳の細胞は壊れると元には戻らないのです。老化が進む体の中では、サビとコゲがどんどん増え、神経細胞が減り脳はどんどん萎縮していきます。認知症になるとその委縮が激しく日常生活ができなくなるほど進みます。少しでも、脳細胞を残したければ、健脳食をとって抗酸化作用を高めることです。食によってサビ、コゲができるのを防ぐことができるのです。

酸化と糖化がボケをつくる

サビ（酸化した産物）とコゲ（糖化した産物）が脳に増える。

↓

脳の中で炎症が起こる。

↓

炎症によって障害が起こり脳細胞の数が減る。

↓

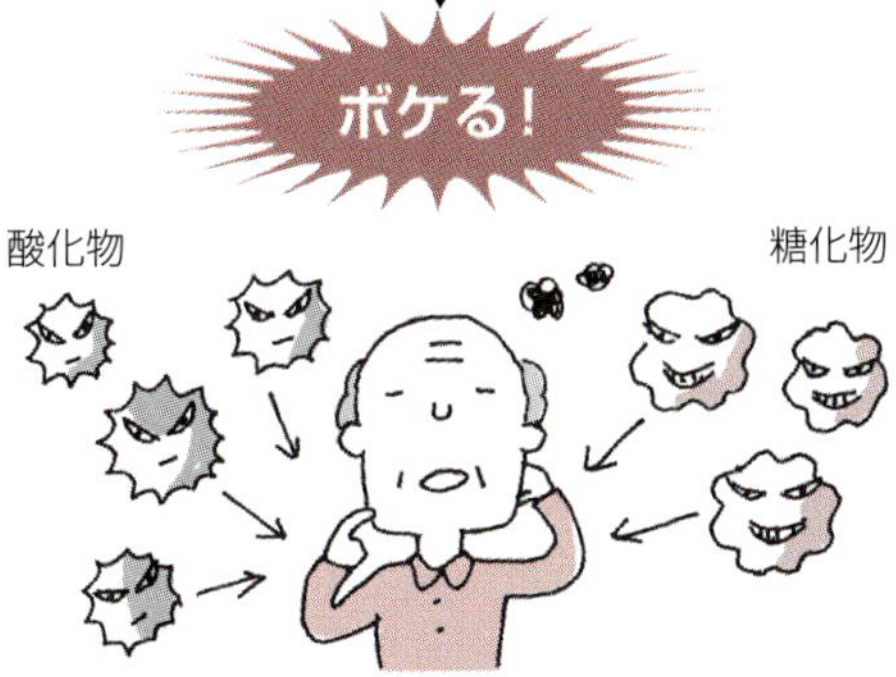

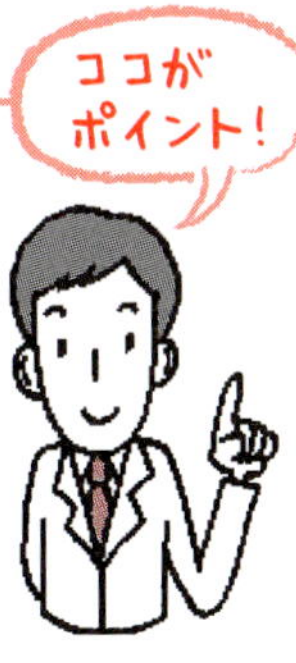

・脳の老化は活性酸素による酸化、糖質の摂り過ぎなどによる糖化が原因で起こる。酸化と糖化は相乗効果で悪影響を及ぼす。

・酸化と糖化を防ぐことがボケ防止のポイント。健脳食は、酸化と糖化を防ぐ食事の摂り方。

5

ボケない人の食事に、ボケないヒントが隠されていた！

年をとってもボケない人がいます。100歳を過ぎても元気に毎日を過ごしている人を、わたしは何人も知っています。自分の足でしっかりと歩き、本を読んだり、映画を鑑賞したり、趣味を楽しんだり、家族に頼らず一人暮らしをしている人もいます。

わたしは長寿の研究対象として長野県の高山村を選んでいますが、そこには驚くほど元気な高齢者が暮らしています。長野県は男性の平均寿命が平成2年に、国内で第1位になってからずっと1位をキープしています。さらに、一人当たりの高齢者医療費が低いことから、健康で長生きであることもわかります。

長野県には「前栽畑」といわれる畑が家の前に家が多く見られますが、その畑でイキイキと畑仕事をする高齢者の姿をたびたび見かけます。高山村の高齢者は、畑の手入れをして体を動かし、その新鮮な野菜を食べて若々しさを保っているのです。

さて、世界で一番長生きをした人はだれでしょうか？

それは、122歳まで生きたフランスの女性ジャンヌ・カルマンさんです。1985年に生まれ、1997年に亡くなり、確実な記録が残っている人の中で世界一長生きしたとされています。世界的に有名な画家、ヴィンセント・ヴァン・ゴッホに会ったことがあるといいますから歴史的な奥深さを感じずにはいられません。なんと、カルマンさんは、100歳まで自転車に乗っていたそうです。85歳でフェンシングを習いはじめ、晩年までワインを楽しんだなど豪快な話が数々残されています。カルマンさんは心身ともに元気だったのです。

ボケる人とボケない人、いったい何が違うのでしょうか？

日本人が長生きなのは誇らしいことですが、元気でボケずに長生きをしたいものです。ボケる人には何か遺伝的なものがあるのでしょうか？　現在のところ、認知症に関しては遺伝的な要素は多くないとされています。

アンチエイジングを長年研究し、最先端の世界的な研究を知っているわたしの結論としては、健康長寿の秘訣は食事の内容だと確信しています。食事によってボケるかボケないかが決定されるといっても過言ではありません。40～50代からの食事の内容によって決まるのです。その裏付けとなる研究は多数あります。そのすべては紹介できませんが、ボケと食事には深い関係があることは確かです。

30～40代にジャンクフードばかり食べていた人、甘いものに目がなくて砂糖漬けになっている人、白いご飯を山盛り食べている人、ラーメンなど麺類が大好きな人は、脳にサビやコゲをどんどんつくりボケの危険性を上げています。一方、高齢でも元気な人は、抗酸化物質が多く含まれた野菜を多く摂るなど、自然とサビやコゲをつくらないような食生活をしているのです。

抗酸化物質がボケを防ぐ

世界一長生きしたフランスのカルマンさんは、チョコレートとワインを晩年まで楽しんだ。

赤ワインもチョコレートも
抗酸化物質を多く含んでいるが、
ワインはお酒なので飲み過ぎないように。

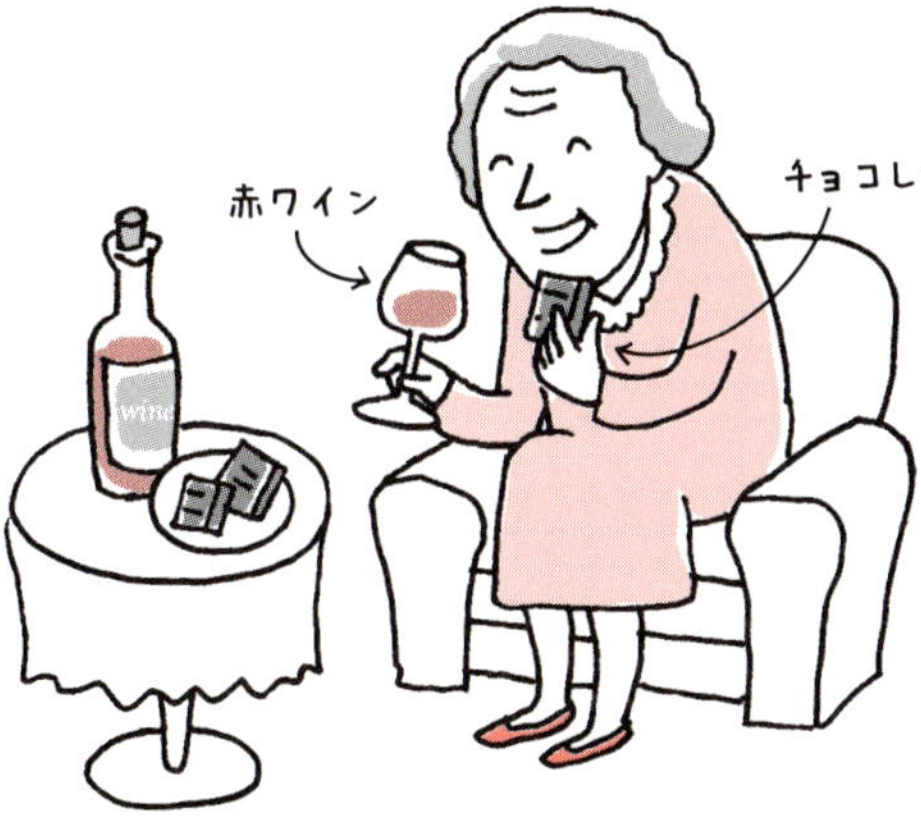

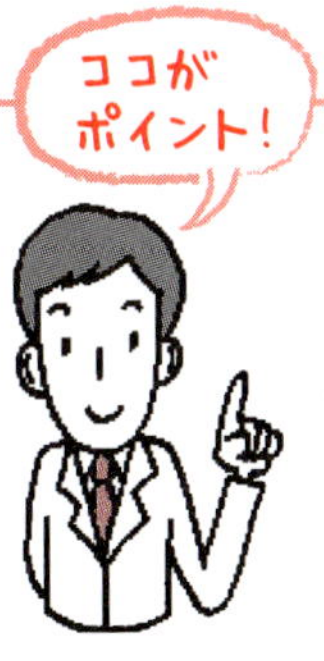

・日本で長寿第1位の長野県は、畑が家の前にあるところが多く、新鮮な野菜を食べて抗酸化物質を摂り入れている。

・チョコレートを食べるときは、カカオ70%以上のものを選び、砂糖の多いものは避ける。

6

「砂糖は脳の栄養」を信じる人はアルツハイマー危険度アップ

「砂糖は脳の栄養」という言葉をどこかで聞いたことはありませんか？　実は、これを信じている人は、アルツハイマー型認知症の危険度がアップしますので、今すぐ考え方を変えましょう。

厚生労働省の調べによると、65歳以上で認知症にかかっている人は15％と推計され、２０１２年時点で有病者数は４６２万人に上ると報告されています。さらに、認知症になる可能性がある軽度認知障害（ＭＣＩ）は約４００万人と推計され、65歳以上の４人に一人は認知症とその予備軍であることがわかりました。

認知症にはアルツハイマー型認知症、脳血管性認知症、レビー小体型認知症などいくつかの種類があり、アルツハイマー型認知症と他の認知症がまざった混合型、分類できない認知症もあります。九州大学が行った「久山町スタディ」という日本における有名な研究では、混合型を含めるとアルツハイマー型認知症が一番多いと報告しています。

さて、この久山町スタディの中に、糖尿病とアルツハイマー型認知症の関係を調べた調査があります。海外では認知症と糖尿病には深い関係性があるという研究が報告されていましたが、日本人ではどうなのでしょうか？

久山町スタディでは、糖尿病患者のアルツハイマー型認知症の発症率は、血糖値が正常な人に比べて約2倍高いと報告しています。食後高血糖という糖尿病予備軍においては、約1・4倍です。これは大きな意味をもった数字だと思っています。

糖尿病は、ごはん、パン、麺類、甘いものの摂り過ぎにより発病します。人間の体が対応できないほどの糖質を摂ると、インスリンという物質を出す膵臓が疲弊してしまうのです。インスリンは糖を体で使えるようにするのが仕事ですから、インスリンが働かないと細胞が糖をエネルギーとして使ったり体脂肪として貯蔵できなくなり、さまざまな症状に発展してしまうのです。

このような理由から「砂糖は脳の栄養」を信じて、甘いものをせっせと食べ続けた人はアルツハイマー型認知症の危険度が非常に高くなるのです。

日本人一人当たりの砂糖の消費量は年間約20kg。1年間に体重の半分から3分の1程度の砂糖を食べている計算になります。砂糖のように精製してひとつの成分を抽出したものには中毒性があることがわかっています。戦後、急激に増えた砂糖の供給量により、日本人は砂糖漬けにされ砂糖中毒に陥っているのです。戦後の砂糖プロモーションに乗せられたわたしたちは、すっかり甘味感覚を乱し、大量の糖類をとらないと甘いと感じなくなってしまったのです。

「砂糖は脳の栄養」などという宣伝をすっかり信じてせっせと甘いものを食べ続けた結果、糖尿病や認知症を発病し、逆に砂糖をエネルギーとして使えない体になってしまうのです。

甘いものを減らせば認知症予防に

糖尿病の人は、そうでない人に比べて、
認知症にかかる危険度がアップ。

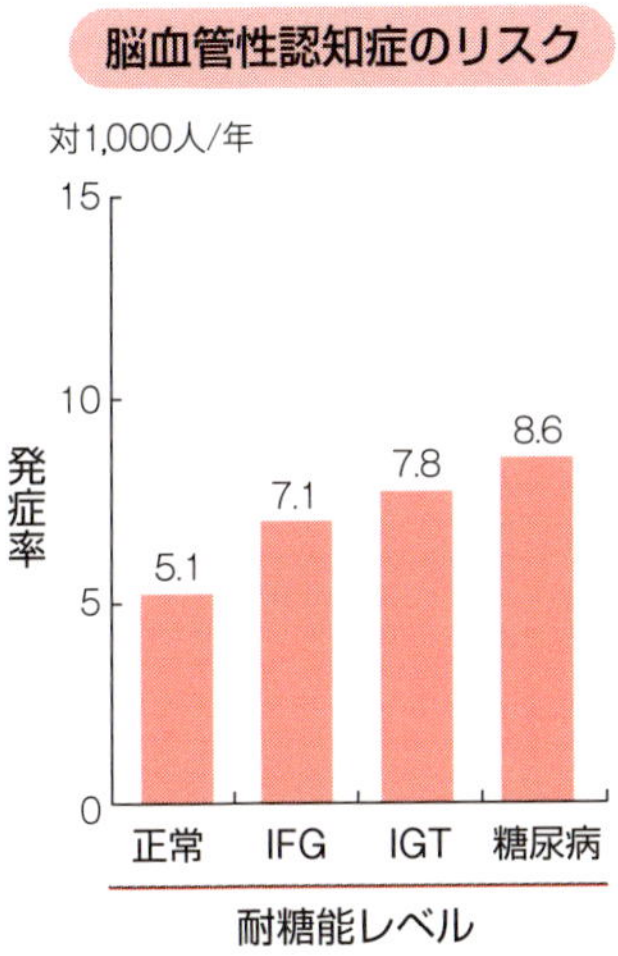

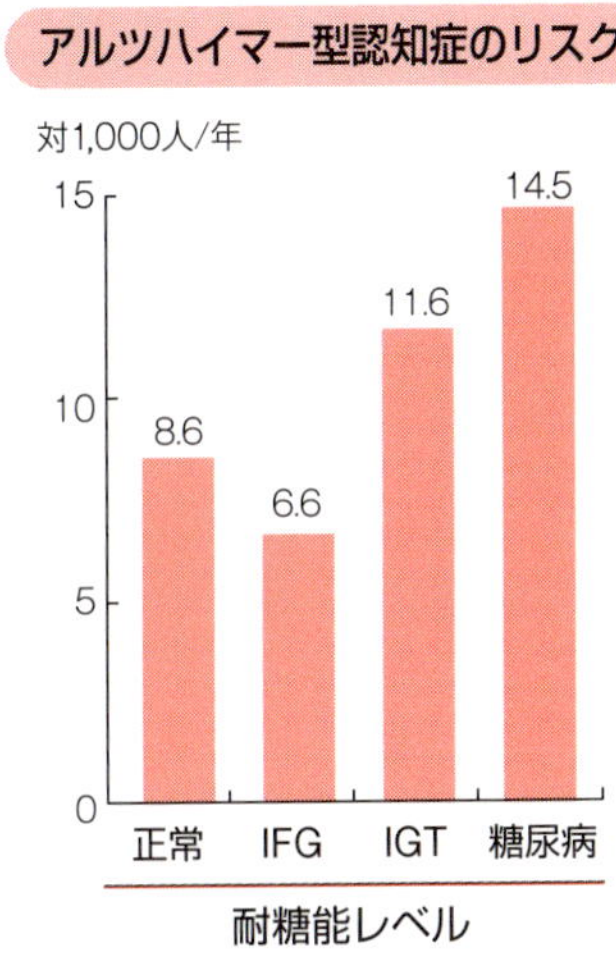

IFG (impaired fasting glycemia) : 空腹時血糖障害 (空腹時の血糖値が高い)
IGT (impaired glucose tolerance) : 耐糖能異常 (正常型でも糖尿病型でもない糖尿病予備軍)
久山町男女 1,017 人、60 歳以上　1988－2003 年、性、年齢調整

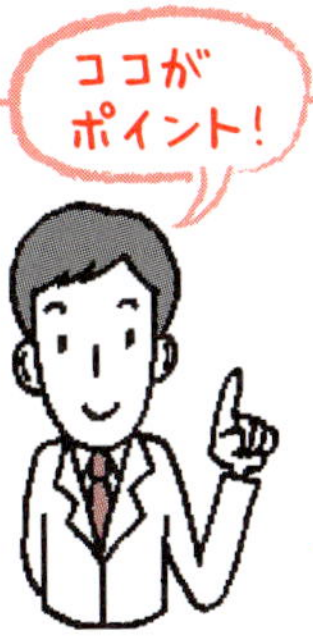

・２型糖尿病は、人間の体が処理できないほどの糖質を摂ることで膵臓が疲弊して起こる。糖尿病の人は認知症にかかる危険度はそうでない人に比べて高くなる。

・砂糖を含む甘いものを減らすことで、認知症の予防ができる。

7

血管をキレイにする食事をしている人は脳が元気

アルツハイマー型認知症と同じく知っていただきたい認知症に血管性認知症というものがあります。

血管性認知症とはその名のとおり、脳の血管に障害が起こり発病する認知症のこと。血管性認知症だけで比較すると、欧米人に比べて日本人は多いとされています。

血管性認知症は、脳梗塞や脳出血により脳の神経細胞や神経線維が傷つき起こる認知症です。それでは、脳梗塞や脳出血を起こしたことがない人は心配ないのでしょうか？　いいえ、気づかずに小さな脳梗塞が起こっていることがありますから注意が必要です。血管性認知症は、小さな脳梗塞が積もり積もって起こることもあるのです。小さな脳梗塞は、まったく症状がなく起こることもあります。

50歳を過ぎると約1割程度は小さな脳梗塞がみられ、年代が高くなるごとに増えていき、小さな脳梗塞が多くなると、血管性認知症の危険度が高くなるのです。

脳梗塞には2種類あります。高血圧によって脳の細い血管が詰まるラクナ脳梗塞と、アテローム性動脈硬化により起こるアテローム血栓性脳梗塞です。血管性認知症は8割がラクナ脳梗塞、2割がアテローム血栓性脳梗塞とされています。血管性脳梗塞を防ぐには、高血圧とアテローム性動脈硬化を防ぐことがカギとなるのです。ここでも、健脳食が予防策となるのですが、その前にアテローム性動脈硬化についてお話しししておきましょう。

アテローム性動脈硬化は、コレステロールが酸化されることから始まります。ここでも老化の原因、酸化＝サビが登場しました。コレステロールが酸化されると、体内では異物と判断し、免疫細胞のマクロファージが登場します。マクロファージは異物を食べる免疫細胞ですが、酸化されたコレステロールも異物としてとらえパクパク食べてしまうのです。すると、マクロファージは泡沫細胞というものに変わります。泡沫細胞が血管の内皮細胞という血管の壁に盛り上がるようにできあがったものをアテロームといいます。これがいわゆる「アテローム性動脈硬化」です。アテロームとは粥のことで、まさしくお粥のようにドロドロしたものなのです。

ドロドロしているのに、なぜ「硬化」というのでしょうか？　それはドロドロが積み重なっていくと下のほうが硬くなり、血管がもろくなるからです。雪が積もった状態を考えてみてください。上のほうはやわらかい雪ですが、下のほうは氷のように固くなっています。このように、動脈硬化は雪が積もったような状態になっているのです。雪なら美しいですが、ドロドロのアテロームというのは、いかがなものでしょうか？

以前、血管が詰まるメカニズムは、アテロームが積み重なって血管を塞ぐのではないかと考えられていました。ところが近年、血管が詰まるのは炎症だということがわかってきたのです。ここでまた、炎症が出てきました。

ドロドロのアテロームの山が崩れると、それを修復しようと血小板が集まってきます。さきほどお話しした、火事ですね。この血小板が集まることで血液が固まり血管を塞いでしまうのです。高血圧を防ぎ、アテローム性動脈硬化を防ぐのは血管をキレイにする食事です。これは健脳食とほぼ一致しています。健脳食を食べて、血管をキレイにしておけば血管性認知症は予防が可能といえるのです。

血管のダメージが認知症につながる

アルツハイマー型認知症に続いて多いのが、血管性認知症。血管をキレイにする食事や生活が認知症予防につながる。

血管性認知症の原因

●ラクナ脳梗塞●

毛細血管に起こった動脈硬化で起きた脳梗塞。ラクナ脳梗塞が多くなると、脳の委縮が起こり認知症にかかる。

●アテローム性動脈硬化●

太い血管にたまったコレステロールの炎症で起こる動脈硬化。

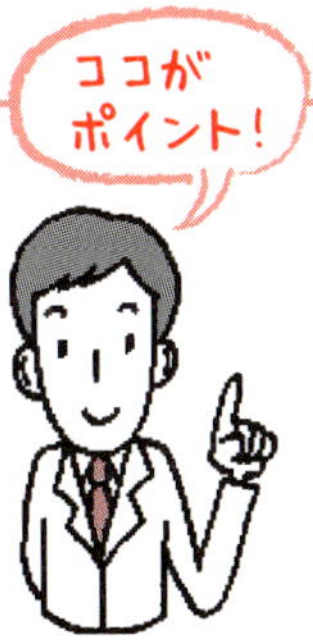

・健脳食は、血管をキレイにする食事でもあるため、アルツハイマー型認知症だけでなく、血管性認知症の予防にもなる。

・健脳食を積極的に食べるのと同時に、塩分を控えめにすることも大切。

8

認知症と「もの忘れ」は違う。怖いのは認知症

「あれ……あれよ。なんだっけ？」など、ものの名前が出てこなかったり、「あの人……なんて名前だっけ？」など、ちょっとしたもの忘れは40歳以上になるとよくあることです。もの忘れが日常的に起こると認知症ではないかと疑ってしまうことがありますが、もの忘れには認知症によるものと、単なる加齢で起こるものがあります。

もの忘れに関わっているのは記憶。記憶というのは3段階に分かれています。まずはデータを記録すること、そしてそのデータをしまっておくこと、最後はそのデータを引き出すことです。データを引き出すことを想起といいますが、「もの忘れ」は想起がうまくいかないことなのです。

データを記録したことは覚えているのに、脳のどこに記録をしたかわからなく

なってしまった状態です。加齢によるもの忘れと認知症の違いは、データを記憶したことを覚えているかどうかです。認知症によるものは、体験したこと自体を忘れてしまいます。よくご飯を食べたのに、食べていないといった行動が知られています。

認知症ともの忘れの違いを次に示します。

【もの忘れ】
・あまり重要でないことを忘れる
・最近のことより昔のことを忘れる
・忘れたことを本人が自覚している
・部分的に忘れていて、体験したことは覚えている
・忘れたことに対してつくり話はしない

【認知症】

・何でも無差別に忘れる
・最近のことが思い出せない
・忘れたことを認めない。誰かに盗られたなどという
・体験したこと自体忘れてしまう
・忘れたことをつくり話で補おうとする

また、認知症になると日付や時間、場所といった認識がわからなくなってしまいます。学習能力にも障害が出てきて日常生活に支障が出てくるのが特徴です。

老化によるもの忘れは日常生活に支障はありませんが、認知症は進行すると日常生活が一人では送れなくなり、やがては寝たきりになってしまいます。自分がつらいだけでなく家族も捲き込んでしまうのが認知症。健脳食で予防することが、自分にとっても家族にとっても、社会にとっても有意義なことなのです。

もの忘れが気になるようなら病院へ

直前のことが思い出せない、
「忘れたこと」を忘れたら要注意。
もの忘れが気になったら早めに医師に相談を。

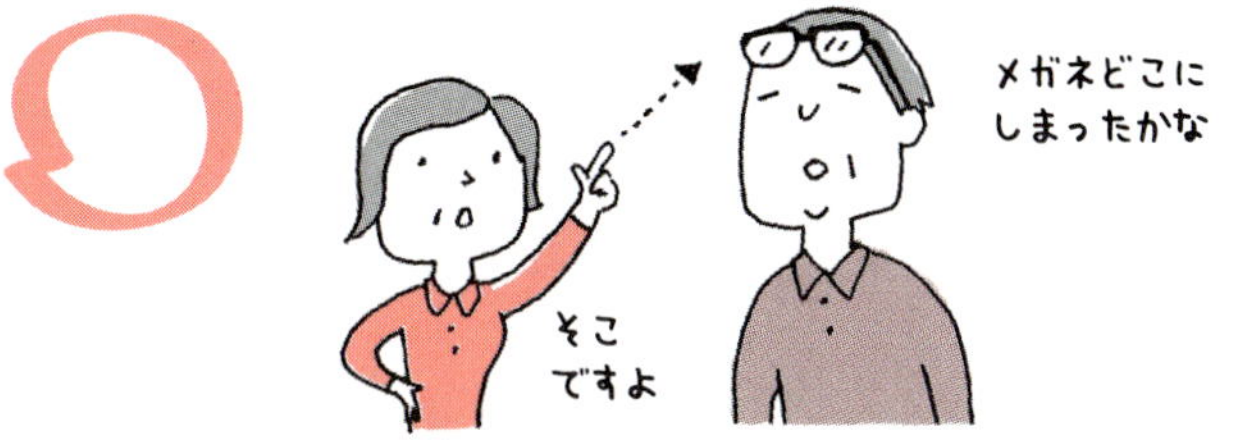
そこですよ
メガネどこにしまったかな

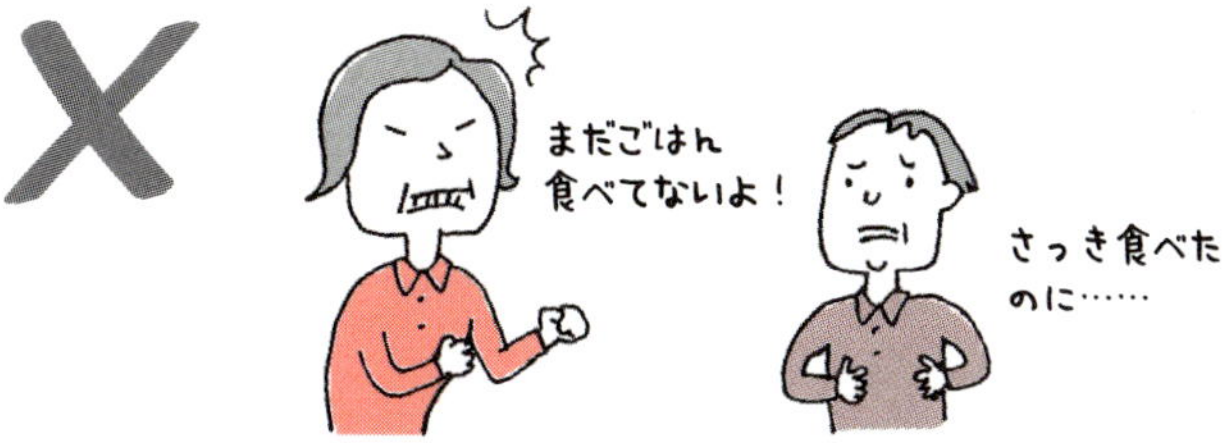
まだごはん食べてないよ！
さっき食べたのに……

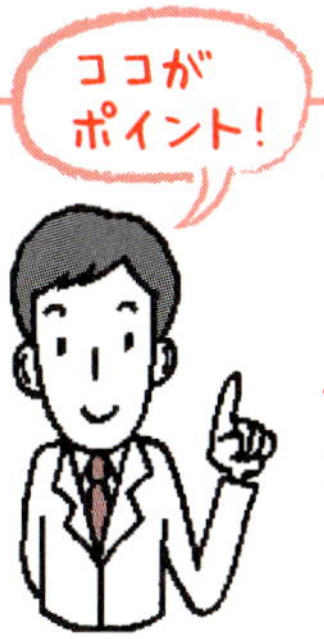

・もの忘れは病気ではないが、もの忘れの影に病気が隠れていることがあるので要注意。

・認知症は進行性の病気のため、早く発見することで、症状の進行を遅らせることができる。早めのココナッツオイル食事療法にもとりかかれる。

9

ごはん、パン、麺類が好きな人は認知症にまっしぐら

特定健康診査いわゆるメタボ検診が2008年から導入され、数値に異常がある人は保健指導を受けなければならなくなりました。国の政策としては、高齢化の急速な進展に伴い、死亡原因の約6割を占める生活習慣病を予防しようとしているのです。

厚生労働省の調べによると、メタボリックシンドロームが強く疑われる者と予備群と考えられる者を合わせた割合は、男女とも40歳以上では高く、男性では2人に1人、女性では5人に1人の割合に達しています。これは大変重大な問題です。食事や運動で内臓脂肪を減らすことが、メタボの改善につながることは多くのデータが証明していますが、どれほどの緊迫感を持って改善を行っているの

か？　疑問に思うことがあります。

それは、メタボを改善しないと心臓病につながるよ、と教えられているからではないでしょうか？　心臓病の怖さはわかっているものの、おいしいものを我慢するくらいなら、欲望のまま食べてポックリいこう、などと思っていませんか？

しかし、考えてみてください。

医療の発達で「ポックリ」が難しい時代になっているのです。心筋梗塞で救急搬送されても9割の人が生還します。しかも、脳に酸素がいかない時間が多ければ多いほど、体に重大な障害が残り、介護が必要な状態となってしまいます。生活の質は一気に低下し、思い描いていた楽しい老後が灰色のものとなってしまうのです。

ここで、「メタボになると将来、〝心臓病〟にかかる危険性が高まる」を「メタボになると将来、〝認知症〟にかかる危険性が高まる」に置き換えてみてください。認知症はポックリとは縁遠くなります。むしろ、体は元気なのに、ものが覚えられない、家族が誰だかわからない、道に迷って外に出られない、言葉がしゃべれない、排泄がうまくできない、周囲の人に迷惑をかけたり、子どものように扱われるようになる、というイメージが強くなります。今は本が読めて頭がしっかりしているみなさんが、このような生活を望んでいますか？

認知症は5年、10年、長い人で20年以上も続くことがあります。最後には寝たきりになり、自分の意志ではどうにも動けなくなります。

わたしが提案している脳が若返る健脳食は、糖質はなるべく食べずに、魚、豆などの良質なたんぱく質、そして、野菜、発酵食品、少量の果物です。また、ココナッツオイルやオメガ3など、脳や動脈硬化予防に有効な油は欠かせません。健脳食はダイエット食でもあり、メタボ改善にも大きく役立ちます。わたしがテレビやラジオ、雑誌のインタビューなどで健脳食を訴え続けているにもかかわらず、ラーメン店で大盛りのラーメンを食べる中年サラリーマンを見ていると、本当に将来が心配になります。みなさんは心臓病より目の前のカツ丼やラーメン、ケーキやパンのほうが、よっぽど重要度が高くありませんか？　将来の病気の心配より、食べ物による一瞬の幸せを重要視しているのです。

目の前のラーメンやケーキと長い期間の不自由な生活、あなたはどちらを選びますか？

食べ物が脳の健康を左右することを証明するひとつの研究データを紹介しましょう。近年のアメリカの健康ブームに「地中海食」というのがあります。地中海食はわたしが提案する健脳食に非常に近い内容です。

地中海沿岸に住む人々はオリーブオイルなどを多く使い脂っこい食事をしているにもかかわらず心臓病が少ない、というデータから始まった研究です。そこで、地中海食を研究したところ、オリーブオイル、果物、野菜、豆類、穀類、魚類を多く摂取し、アルコール類は少量、肉類と乳製品はほんの少し摂取するのが特徴であることがわかりました。

ニューヨーク、マンハッタンに住む成人1984人を対象に、健康状態と食事内容についての栄養調査を行い、地中海食に近い食事をしている人と離れた食事をしている人、その中間の人の3グループに分けて分析しました。地中海食に近い食事をしているグループと遠い食事をしているグループを比較したところ、地中海食に近い食事をしているグループは、遠い食事をしているグループより、アルツハイマー型認知症のリスクが68％も低下していることがわかったのです。

また、中間のグループと比較しても58％も低下していました。

何を食べているかによって、将来、認知症にかかるリスクが大きく変わってくるのです。ごはん、パン、麺類、甘いものは依存があることがわかっています。欲望のままに食べていると、将来のあなたの生活がどのようになるか、想像してみてください。食生活を改善して、健脳食を始めることが、あなたが思い描く未来へすすむ架け橋になるのです。

糖質制限ダイエットがボケ予防に有効

炭水化物はメタボを促進し
認知症にかかる危険度をアップ。
また、糖化を促進し、認知症の危険性を高める。

低脂肪食と低炭水化物（低糖質）食の体重の増減

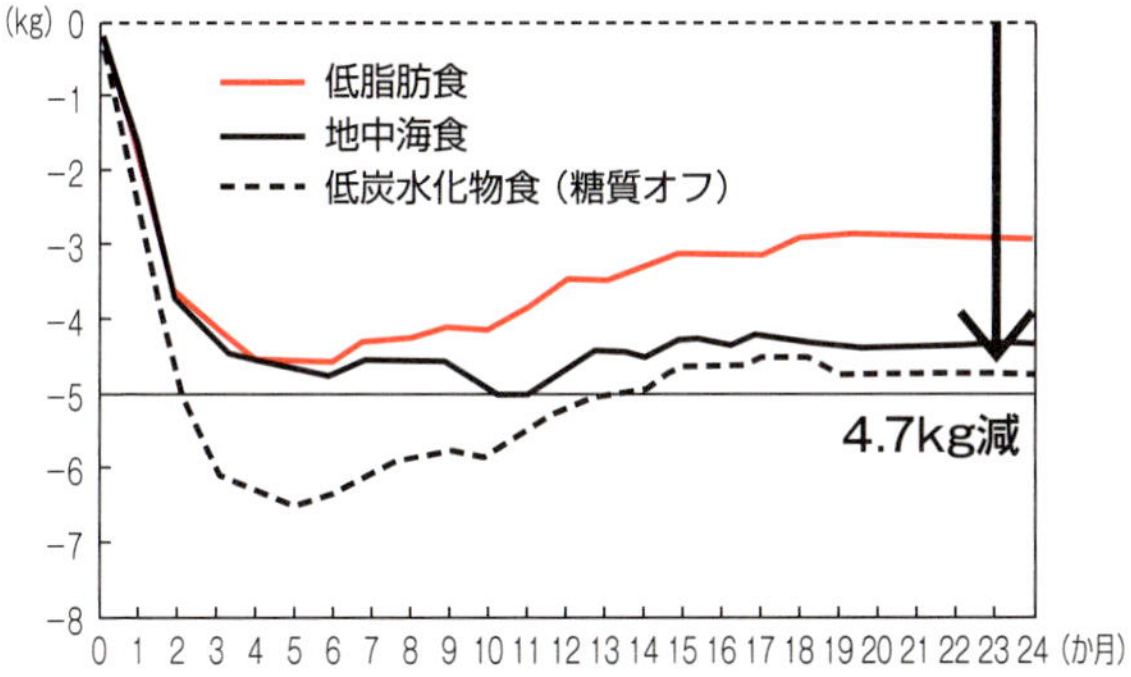

出典：NEJM:359(3),226-241,2008より作図

ごはん、パン、麺類を減らすことが、
メタボ予防になり認知症予防につながる。

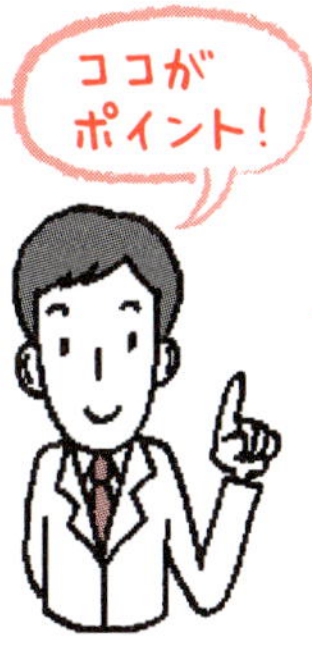

・メタボになると心臓病のリスクが高まるだけでなく、認知症の危険度もアップ。

・ごはん、パン、麺類はメタボを促進するだけでなく、認知症の原因のひとつである糖化も促進。欲望のままに、白いごはん大盛りを食べている人は危険。

ココナッツオイルの劇的効果2

「ココナッツオイルを口にしたとたん
認知症の症状が落ち着きました！」――83歳　女性

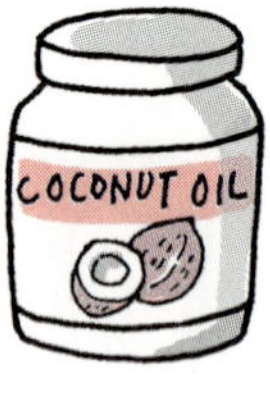

　ここで、ココナッツオイルで劇的な改善をみせた女性を紹介しましょう。この女性は現在83歳で2年前にアルツハイマー型認知症と診断されました。
　発症した当初は、もの忘れがひどいという程度でしたが、次第に帰り路がわからなくなるなどアルツハイマー型認知症の典型的な行動が目立ってきました。アルツハイマー型認知症と診断されて1年後、洋服を何度も着替えたり、幻聴からおかしな行動をとるなど、症状が悪化してきました。そこで、ココナッツオイルが認知症に良いと聞きつけた娘さんが、女性にトーストにココナッツオイルを塗って食べさせたそうです。しかし、炭水化物を一緒にとってしまうと血糖値が上がりココナッツオイルのケトン体を使うことができません。そのため、その時は何の変化もなかったそうです。

その後、娘さんはわたしの著書から、ココナッツオイルの効果を出すには炭水化物をとってはいけないということを知り、ココナッツオイルだけを紅茶に大さじ2杯入れて、お母さんに飲んでもらったそうです。すると、女性の奇妙な行動がピタリとおさまり、昔話を軽快に始めたそうです。昨日まで最悪の状態を迎えていたのに、信じられない気持ちでいっぱいになったと話してくれました。その後、わたしのアンチエイジングフード協会の講座に勉強に訪れ、さらに詳しくココナッツオイルの勉強を始めました。娘さんは今まで食事療法というものは、長い間摂り続けていると少しずつ改善していくものだと思っていたそうが、ココナッツオイルの効果を目の前にして、食事療法というものの価値観が一変したと話しています。さらに、わたしの講座を受けて、「人生観が変わった」とまで話してくれました。

女性は、朝と昼にココナッツオイルを食べてもらい、日中は安定した日々を送ることができました。女性のめざましい改善に、家族だけでなく親戚の方たちも驚き、そして大変喜んでいたそうです。実は、この女性の夫もアルツハイマー型認知症にかかり、女性が発症する少し前に亡くなられたそうです。家族や親戚の方々は、アルツハイマー型認知症が進行性の病気であることを知っていたので、驚きは相当なものでした。

女性はしばらくココナッツオイルを順調に食べていたそうですが、飽きてきて食べなくなる時期がありました。そこで、ココナッツオイルとMCTオイル（中鎖脂肪酸）を1：3の割合で摂る方法に切り替えました。すると、また食べてくれるようになったのです。

女性は、ココナッツオイルを食べ始めてから、アルツハイマー型認知症の症状が改善されただけでなく、以前より元気になり、皿を洗ったり掃除機をかけるなど家事を行うこともあり、娘さんを驚かせています。

わたしが関係している病院でケトン体の数値をはかったところ、とてもいい数字が出ていました。ケトン体体質になっていることがわかったのです。現在は中鎖脂肪酸の新薬の治験で一時ココナッツオイルはやめていますが、MMC（認知症判定のテスト）の結果はココナッツオイルだけをとっていたときのほうがよかったそうです。治験が終わったら、様子を見ながらココナッツオイルを使っていこうと考えているそうです。

最愛の家族が認知症によって別人格になってしまうことは、本当に悲しいことです。ココナッツオイルで劇的な改善が認められたことは、アルツハイマー型認知症の患者さんご本人だけでなく、ご家族や親戚の大きな励みと喜びになると考えています。

第3章

脳と体を活かす ボケない健康法

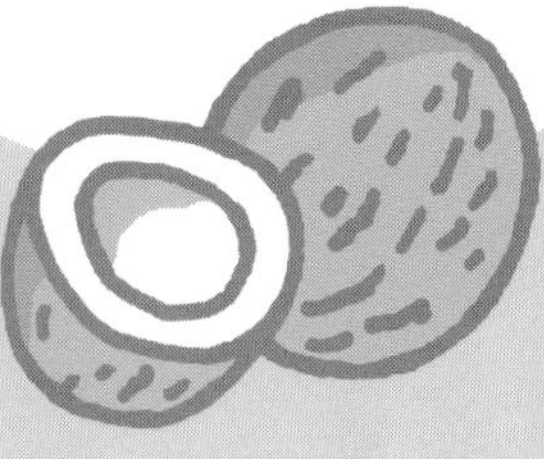

1

「白澤式健脳食」で元気な脳を一生モノにする

わたしが提案している健脳食は食べていいものと、食べてはいけないものがはっきりしています。食べていいものは、魚、豆などの良質なたんぱく質、そして、野菜、発酵食品、食べてはいけないものがごはん、パン、麺などの炭水化物です。スイーツで食べていいものは果物、ヨーグルト、ドライフルーツ、食べてはいけないものはケーキやドーナツなど砂糖と小麦粉でつくられた洋菓子、もち米と砂糖でつくられた和菓子です。そして、ココナッツオイルやオメガ3といった良質なオイルを摂ることがポイント。お酒は赤ワインを少々、赤ワインにはレスベラトロールという強力なポリフェノールが含まれていますから、一日にグラス2杯まではOKとしています。お茶は積極的にとりましょう。コーヒーもOKです。

食品選びのポイントは、ハムやソーセージなど加工度の高いものは避けて、自然に近い形のものを摂ることです。また、塩分が高いものは避けて、岩塩など自然のミネラルバランスでつくられた塩を使いましょう。

「食べていいもの」の定義は、次の3つです。

1. 血糖値を上げない
2. フィトケミカル（ポリフェノールなど）が多い
3. 加工度が低く自然のバランスに近い

「食べてはいけないもの」の定義は、これのすべて逆と考えてください。つまり、血糖値を上げ、フィトケミカルが少なく、加工度が高いものです。

健脳食の朝食は、野菜と果物のスムージー、またはココナッツオイル入りのコーヒーがベスト。朝食は白いごはんが定番という人は、ボケたくなければ今すぐやめましょう。ただし、味噌汁だけという選択はOKです。味噌汁やスープは健脳食に適しています。冬の寒い日は、スムージーではなくスープにすると体が温まります。

昼食は大豆製品か、魚、肉なら鶏肉をメインとした惣菜だけにしましょう。なるべく、そのままの素材を使った食品を選びます。手づくりの弁当が好ましいですが、忙しい人は外食よりもコンビニがオススメ。おかずだけのパックを買って炭水化物を摂らないようにするといいでしょう。

夕食は、昼食とは違うたんぱく質をメインにしましょう。昼に魚を食べた人は、夜は大豆、昼に鶏肉を食べた人は夜は魚、など食事によってたんぱく質を替えることがポイントです。夜は野菜もたっぷり摂りましょう。

また、キムチや納豆など発酵食品も積極的にとります。納豆の材料である大豆は特にすぐれた健脳食です。大豆には女性ホルモン様作用があることで知られるイソフラボンというポリフェノールが含まれており、血管をやわらかくして動脈硬化を防ぐ働きがあります。脳の動脈硬化は血管性認知症につながります。血管をやわらかくして脳の血流を良くすることが、ボケ防止に働くのです。

健脳食を選んで食べる

積極的に食べるもの

●白澤式健脳食●

野菜（いも、とうもろこしを除く） 豆、魚、肉（鶏肉）
発酵食品 ナッツ類 乳製品 オメガ3オイル
ココナッツオイル 果物 ドライフルーツ
赤ワイン カカオ70%以上のチョコレート
スパイス ハーブ 緑茶 コーヒー

食べるのを制限するもの

●ボケ、認知症に近づく食べ物●

ごはん パン 麺類 とうもろこし
砂糖が入った甘いお菓子 米粉 小麦粉を使ったお菓子

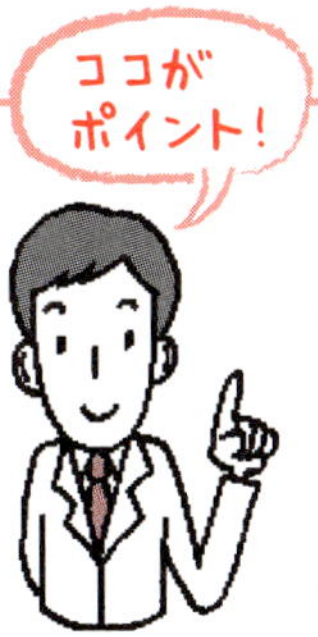

・健脳食を覚えて、積極的に摂ることがボケや認知症の予防に一番有効な方法。

・制限する食べ物は、ボケや認知症の原因になるだけでなく、健脳食の効果のジャマをする。

・選んで食べて腹八分目を、目標にする。

2

大好きなごはん、パン、麺類をやめる、とっておきの方法

白いごはんがやめられない――、こういう日本人は非常に多いです。特に男性に多いのですが、白いごはんは、まさにボケを引き起こす食べ物なのです。第1章、第2章で炭水化物や甘いものなど糖質を多く摂る人は、アルツハイマー型認知症の危険度が大幅にアップするという話をしました。ごはん、パン、うどんだけでなく、おせんべいなど米や小麦を使ったスナックも同様です。

なぜごはん、パン、麺類がいけないのでしょう？　それは精製されているからなのです。ごはんや、うどんなどに使われる小麦粉は、周りを削って精製しているため、自然界ではありえない成分バランスで糖質が体の中に入ってきます。人間は、成分バランスの悪い不自然な食べ物を日常的に食べていると体が対応できないのです。自然界で暮らす動物と同じように、人間も自然から生まれた生き物

です。自然界のバランスではないものを受け入れにくいのです。

人類は狩猟時代が長く続き、そのライフスタイルに合った体のつくりになっているのです。狩猟時代は、獲物がとれたときにはたんぱく質を豊富に食べ、とれないときは木の実などで過ごしていました。今のように一日3回食事を摂ることは難しく、何日も絶食していたことがあるかもしれません。絶食をするとケトン体がエネルギーとして使われます。ですから、人間はもともと、ブドウ糖ではなくケトン体をエネルギーとして使っていた時代のほうが長かったのではないかとわたしは推測しています。

現代の食生活における糖質の量は、本来人間が処理できる量をはるかに超えているのです。脳や膵臓など内臓に負担をかけて当然です。

また、白いごはんや砂糖など精製度が高いものには、麻薬と同じ中毒性があります。白いご飯を食べずにいられないという人は白米中毒です。中毒から抜け出すことが第一優先です。

きっぱりと白米をやめるのがベストですが、なかなか日本の男性はできないようです。そこで打開策のひとつとして、雑穀を加えた玄米なら許容範囲にしましょう。どうしても丼メシが食べたい人は、大根や黒豆、こんにゃくなどを使って量を増やしてみるのもオススメです。そして、少しずつ量を減らしていけば、白いごはんが無性に食べたくなるということがなくなるでしょう。

また、豆腐をごはん代わりにするのもオススメです。固めの木綿豆腐の水を切り、親子丼などの具材を乗せれば丼ものが楽しめます。オススメなのは、さんまやいわしの蒲焼丼です。青背の魚はＤＨＡが豊富で健脳食の優秀な食材です。

主食は豆腐や大根で置き換える

豆腐をごはん代わりに

固めの木綿豆腐の水を十分に切り、ほぐしてごはんの代わりに。好きな具材をのせれば、丼ものになる。海鮮丼にする場合はお酢を少々まぜる。

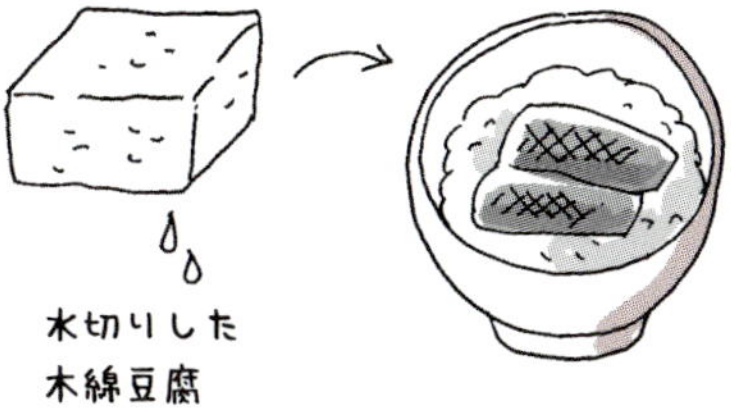

大根をパスタの代わりに

大根を細めのピューラーで削り、パスタ代わりに。オリーブオイルをからめれば、パスタの具材と相性がよくなる。和風パスタはさらに相性抜群。

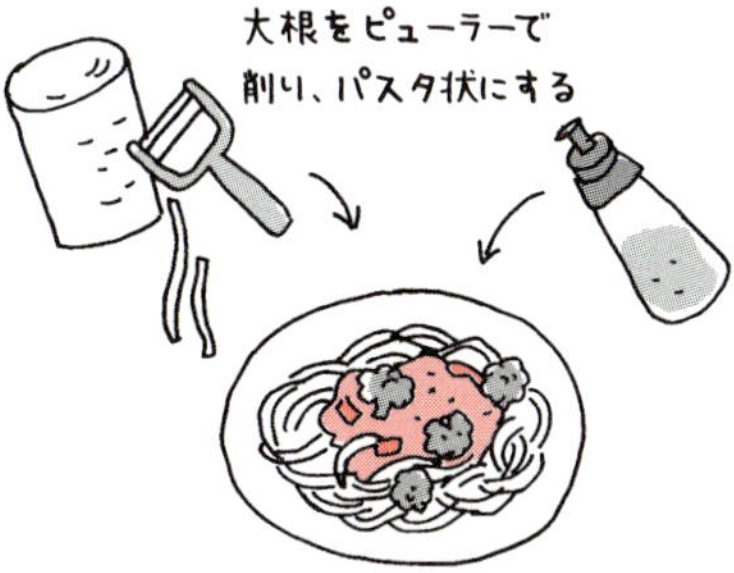

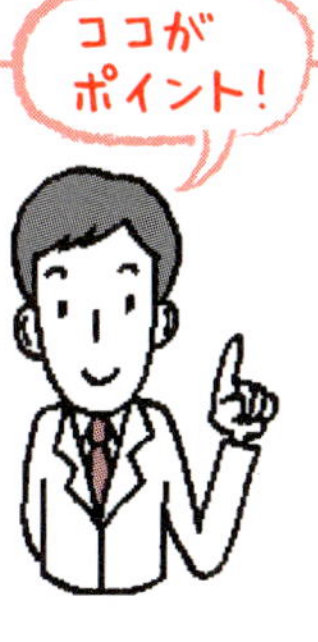

・きっぱりとごはんや麺類をやめられないときは、豆腐や大根を利用して、置き換え主食を食べる。

・置き換え主食も難しいときは、玄米や全粒粉など、なるべく加工度の低い米や麺類を食べるか、大根やこんにゃくなどをまぜて食べる。

3

甘いお菓子は「ボケ製造機」と認識せよ！

ごはん、パン、うどんなどと一緒に控えてほしいのはケーキやクッキー、まんじゅうなど、小麦粉と砂糖でできた甘いお菓子です。ケーキなど小麦粉と砂糖を使ったダブル糖質菓子は、「ボケ製造機」といってもいいくらいです。アメリカは、ドーナッツで肥満大国になったといわれていますが、まさしくそのとおり。砂糖と小麦粉のダブル糖質は最悪の食品です。

1年間に20kgの砂糖を食べているという話をしましたが、60〜70年代は25kgを超え、30kgに近い年代もありました。そのころ子どもの時代を過ごした方は、砂糖漬けにされていたのです。近年、砂糖の消費量が少し減りましたが、これは次にお話しする異性化液糖が多く使われるようになったからです。

砂糖や異性化液糖は、体の中で糖化してコゲになり、ボケや認知症の原因となっていくのです。これまでの食生活を続けて甘いお菓子を食べ続けて、脳が糖化したコゲでベトベトになっていくのをそのまま見逃していいのですか？

今すぐ甘いお菓子をやめてもらいところですが、砂糖もごはんと同じく中毒性があり、なかなかやめられません。やめるには一定の期間、甘いものを一切断ち、まずは味覚をリセットする必要があります。1週間甘いものを断つだけでも、砂糖中毒から抜け出せる可能性は高いですから、チャレンジしてみてください。

一度味覚をリセットすると世の中に出回っているお菓子の「暴力的な甘味」に気づきます。甘いものを食べると、胃のあたりをガツンと殴られたような不快な気分になり、市場に出回っているお菓子が食べられなくなります。

甘いものを食べたくなったら天然の果物を選びましょう。果物の中には果糖という糖質が含まれていますが、食物繊維やビタミン、ポリフェノールなどボケ予防や健康維持に役立つ成分が入っているのでオススメです。特にリンゴやミカンなど水溶性食物繊維が豊富な果物は、糖質の吸収を抑え、血糖値の急上昇を抑えてくれるのです。

天然のものは成分のバランスが取れていて、糖質に拮抗する成分が入っているので、血糖値の急上昇が少ないのです。人間は本来、天然のものを食べることを基本として体ができていますから、砂糖のように単独の成分を抽出して、食品に加えることに体が対応できないのです。

糖質はすぐにエネルギーになるので脳は喜びます。「もっともっと！」と要求してきますが、代謝が追い付いていかないのです。そのときの脳は、まるでブラック企業のワンマン社長のようです。従業員は内臓です。ワンマン社長は売上を上げるために、働け働けと従業員を怒鳴ってばかり。内臓はワンマン社長の脳に愛想が尽きて会社をやめたくても、体から出ていくことはできないので、静かに体の中で弱っていくのです。従業員が去れば会社を運営できず破綻してしまいます。同じように、働きが悪くなった内臓を持つ脳は、コゲでベトベトとなりボケや認知症となっていくのです。

脳はあなた自身です。今すぐ砂糖が含まれた小麦菓子をやめて、あなたの内臓たちをいたわってあげましょう。

砂糖中毒から抜け出そう

脱砂糖プログラム

２週間程度、甘いものをすべてやめる。
煮物などの調理品にも砂糖を入れない。

↓

甘いお菓子の誘惑に勝てればOK！

挫折したら
繰り返す。

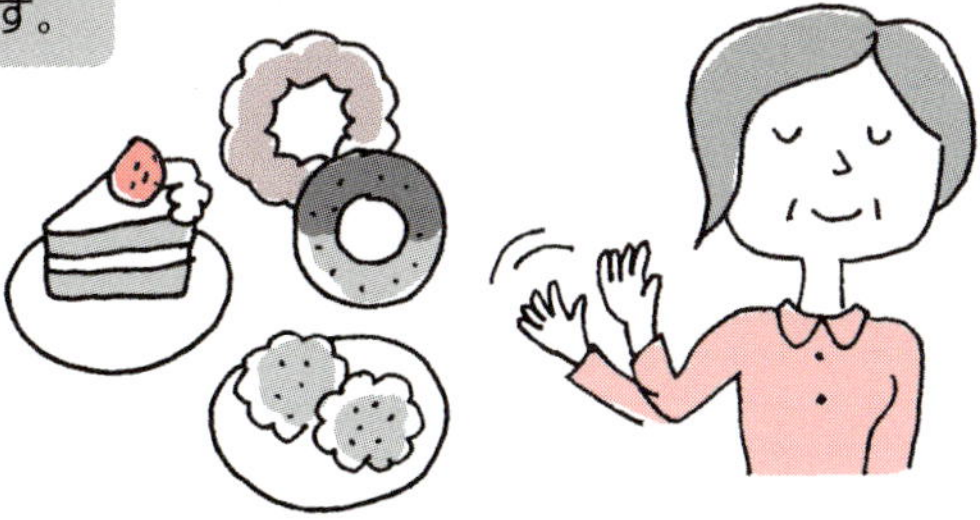

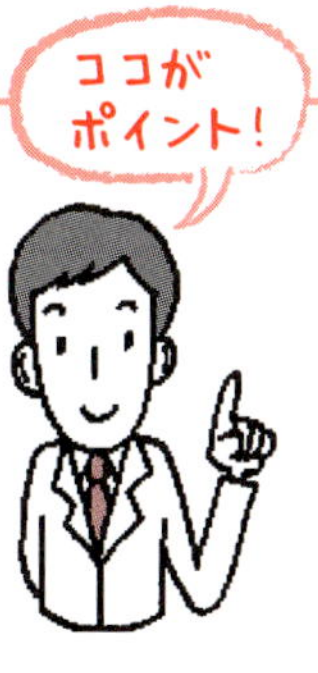

・甘いものがやめられないのは、砂糖中毒だから。キッパリやめるには、麻痺した味覚をリセットしよう！

・脱砂糖プログラムは、途中で挫折してもあきらめず、何度も挑戦する。挫折しても何度か挑戦しているうちに、麻痺した味覚が少しずつリセットされていく。

4

知られざる敵、「異性化液糖」を覚えておこう！

清涼飲料水の表示をよく見たことがありますか？　そこには「ブドウ糖果糖液糖」、「果糖ブドウ糖液糖」、「高果糖液糖」などと書いてあります。これはいったい何だと思いますか？　これは甘味料の一種なのです。

砂糖はブドウ糖と果糖がひとつずつ結合した二糖類というものに分類されますが、異性化液糖はそれらを分離して液状にしたものです。砂糖よりもさらに吸収がよくなり、ボケ予防にとっては、もしかしたら砂糖よりも強敵かもしれません。

これらは、「カロリーオフ」などと書いてあるスポーツ飲料に多く使われていますます。カロリーが低いならいいのでは？　と思ってしまいますが、実はそこに落とし穴があるのです。果糖はブドウ糖よりも甘味を強く感じるため、砂糖を使うよりも果糖を使ったほうがカロリーは少なくなります。また果糖は、一部は肝臓で蓄積されるため血糖値も急激には上昇しません。ならばヘルシーではないか？とアメリカでは一時、あらゆるものに使われてきました。

ところが近年、これらの異性化液糖の摂り過ぎによる、脂肪肝やメタボのリスクなどの健康被害が相次いで報告されています。異性化液糖を飲料で摂ると、ダイレクトに体の中に吸収されます。食べ物として摂ると、他の食品の成分が相互に関わり合い、糖質の吸収を抑えたりしますが、飲料は何の障害もなく体の中に入ってしまうのです。高濃度で入った異性化液糖は、中性脂肪を増やしメタボへ直結します。

異性化液糖はとうもろこし、じゃがいもなどからとったでんぷんからつくられる安価な甘味料として、日本でも多くの食品に使われています。アメリカが流行らせたのに、その是非を問う研究をアメリカの研究者がこぞって行っているのですから罪深い所業だと思います。

日本では、液体で甘いもののほとんどに異性化液糖が使われています。漬物、調味料、納豆のたれにまで入っています。使用量の少ないものに関しては、神経質になる必要はありませんが、清涼飲料水やアイスクリームはオススメしません。

異性化液糖を多く摂っていると、内臓脂肪が増えることが研究でわかっています。内臓脂肪が増えると、脂肪細胞から出る善玉ホルモン、アディポネクチンの分泌が少なくなってしまいます。アディポネクチンとは、炎症を抑えるホルモンです。アルツハイマー型認知症や動脈硬化など多くの病気と炎症との関連性は今までお話ししたとおりです。内臓脂肪が多くなり、アディポネクチンが少なくなると病気へまっしぐらなのです。

また、ボケは脳の血管の炎症と深い関連性があります。アディポネクチンが少なくなると脳の血流が悪くなりボケに通じると考えられます。

異性化液糖が入った清涼飲料水を飲む習慣がある人は、無糖のお茶かミネラルウォーターに替えていきましょう。

砂糖以外の甘味料にも注意

**砂糖だけでなく、異性化液糖という
甘味料の摂り過ぎも注意しよう。**

摂り過ぎに注意する甘味料

ブドウ糖果糖液糖	果糖ブドウ糖液糖
高果糖液糖	

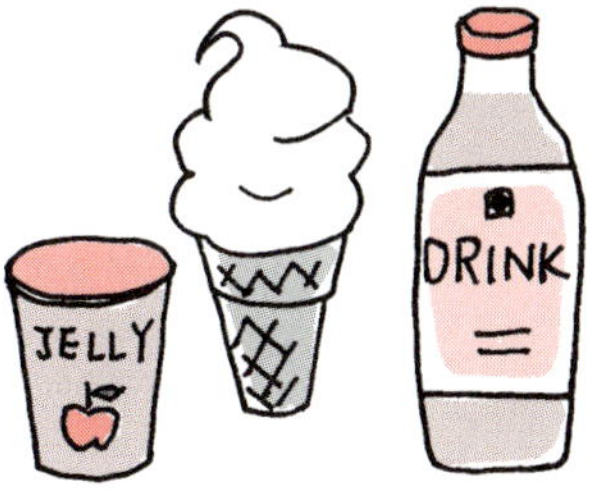

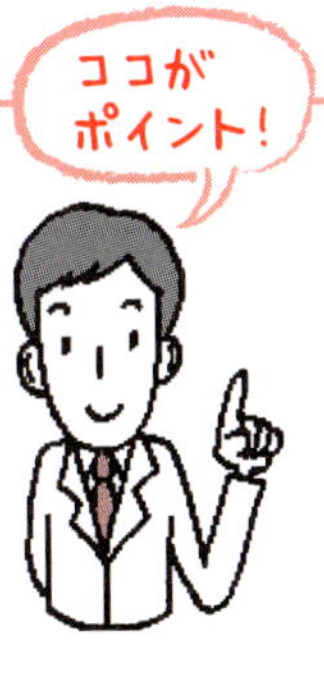

- 砂糖だけでなく、異性化液糖といわれるブドウ糖と果糖でできた甘味料も摂り過ぎに注意。
- 清涼飲料水やアイスクリームなどに多く入っているので、表示をよく見てから購入しよう。
- 「カロリーオフ」という表示にだまされないように。

5

ごはん、パン、麺類、甘いものをやめると脳の毛細血管が増える!?

ここまで読み進んでいただいた方は、ごはん、パン、麺類、甘いものなどの糖質がいかにボケを誘発するかご理解いただけたでしょうか？　今度は、糖質をやめると、脳にイイコトがあるという話をしていきましょう。

糖質を食べないでいると、ブドウ糖の材料が体に入ってこないため、ケトン体がエネルギーとして使われるようになります。このケトン体がキーワードとなっているわけですが、ケトン体をエネルギーとして使うとどうなるか？　という研究は世界中で行われています。

２０１０年、アメリカのオハイオ州にあるケース・ウェスタン・リザーブ大学医学部、シャオン博士らのチームが行った研究です。若いラットと年寄のラット、それぞれに糖質を制限したケトン食と糖質が含まれる標準食を与えると、なんと、ケトン食を与えた年寄マウスは20％も認知能力がアップしたのです。脳が若返ったということです。

その認知能力の向上は、標準食の若いラットに迫るほどでした。糖質をとっている若いラットとケトン食を食べている高齢のラットは認知能力がほぼ変わらないということなのです。

また、マウスを低酸素状態にして実験を行いました。低酸素状態にする意味は、脳梗塞と同じ状況をつくることなのです。年を取ると小さな脳梗塞が起き、脳に十分に酸素が行き渡りません。低酸素状態にすることで、小さな脳梗塞が起こっている状態を再現しているということなのです。驚いたことに、低酸素状態にしてもケトン食を食べているマウスは、脳が若返っていました。

さらに、ケトン食を与えた高齢のラットを解剖すると、脳に毛細血管が新しくできていることがわかりました。毛細血管密度が増えて、血流が回復し認知能力が回復したと考えられます。なぜ毛細血管が新しくできるのか？　メカニズムは解明されていませんが、糖質を制限してケトン体を脳のエネルギーとすると、毛細血管が新生することは明らかになったのです。

脳の毛細血管が再生すれば、栄養や酸素が行き届き、脳のパフォーマンスが向上することはご存知のとおりだと思います。脳細胞はイキイキと働き、脳内の情報のやりとりがうまく働くようになり、記憶力の改善にも役立ちます。

糖質をやめると毛細血管ができて脳の能力が向上、糖質を摂るとコゲで脳がベトベトになりボケにまっしぐら、みなさんはどちらを選びますか?

ケトン食で若者と同じ脳になる

糖質制限で、脳が若返ることが
研究で明らかに。

ラットを使った実験でケトン食を食べさせたところ、
老齢のラットが若いラットと同じ認知能力になった。
（ケトン食とは糖質を制限した食のこと）

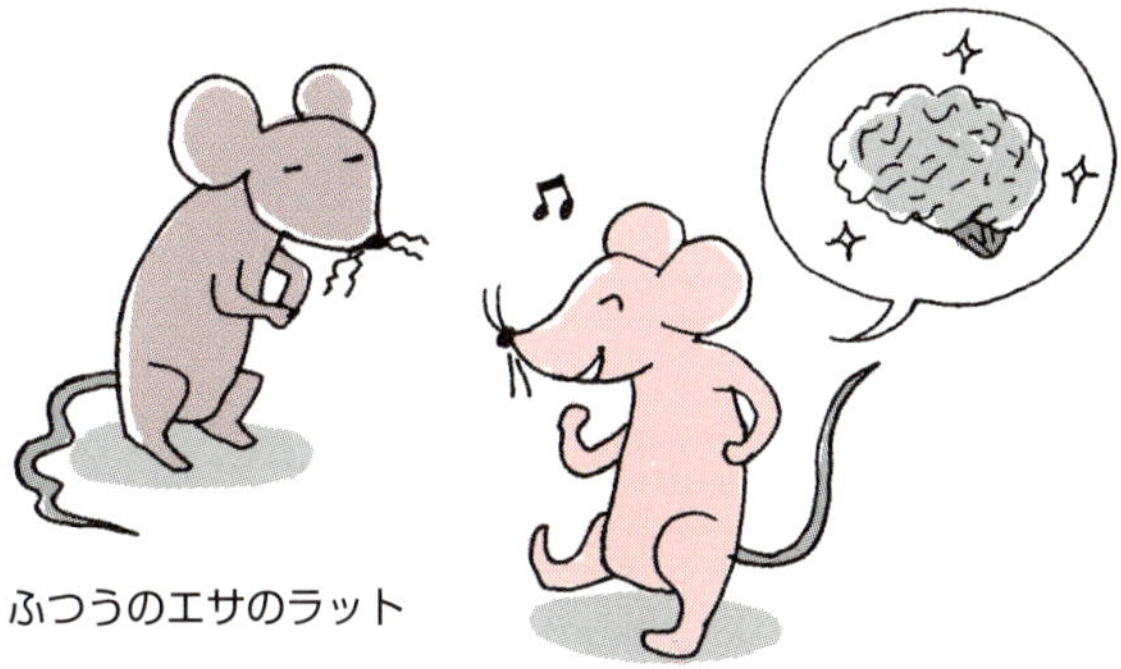

ふつうのエサのラット

ケトン食のラット

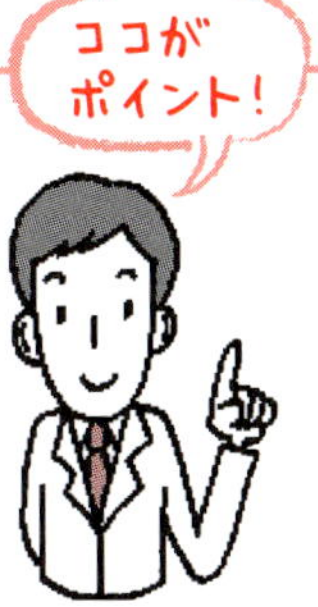

・アメリカの研究で糖質を制限したケトン食を食べた老齢ラットは、若いラットと同じ認知脳力になり、そのラットを解剖してみると脳の毛細血管が増えていることがわかった。

6

フィトケミカルは脳のサビを防ぐお助け成分

野菜や果物に含まれる人の健康に役立つ成分をフィトケミカルといいます。「フィト」とは植物のこと、「ケミカル」は化学という意味です。植物は強い紫外線や害虫を自ら避けることはできません。歩いて移動することができないので、化学物質をつくって身を守っているのです。植物が自分を守るために出している物質が、フィトケミカルなのです。

フィトケミカルの代表的なものはポリフェノールです。フィトケミカルは全般的に抗酸化作用があることで知られており、ボケ防止にかかせないアイテムなのです。

第2章で説明しましたが、ボケの影には活性酸素が暗躍しています。活性酸素を消すしくみが、本来人間の体には備わっているのですが、加齢とともにその働きは失われていきます。そこで食事から抗酸化物質を摂る必要があるのです。

フィトケミカルには、ポリフェノールの他に、カロテノイドやイオウ化合物などがあります。現在わかっているものは約1500種類といわれていますが、1万種類以上はあるのではないかといわれています。

フィトケミカルの作用に科学的な根拠があり、わたしがオススメしているものはブロッコリー、アスパラガス、トマト、にんにく、キノコ類、大豆、緑茶、コーヒー、りんご、ブルーベリーです。特にりんごに含まれるりんごポリフェノールは、緑茶に含まれるカテキンが2～7個つながったもの。赤ワインに含まれるレスベラトロールの3倍も抗酸化力が高いといわれています。ただし、皮ごと食べないとポリフェノールが摂取できないので、十分に洗って皮ごと食べるようにしましょう。

また、フィトケミカルは細胞の中に入っているので人間の体で働いてもらうには、細胞を壊す必要があります。そのため、煮る、焼くなど火を通したり、すりつぶしたり、ミキサーにかけたりして食べるようにしましょう。

果物はフレッシュなビタミンもとれるので、火を通すよりもミキサーでジュースにするのがオススメです。ジュースにするときは必ずミキサーを使うようにしましょう。ジューサーは皮を分けてしまうので、せっかくのフィトケミカルがとれなくなってしまいます。どうしてもミキサーを使いたいときは、分別された皮をオムレツなど別の料理に使うようにしましょう。

活性酸素は呼吸をしているだけでつくられています。また、紫外線、食品添加物、タバコ、アルコール、ストレスなど日常生活の中でつくられてしまいます。加齢だけでなく現代社会の生活で多くの活性酸素を生み出しているのです。体が処理しきれないほどの活性酸素を処理するにはフィトケミカルの力を借りなくてはならないのです。植物が自分を守るためにつくった物質で、人間のボケも守ってもらうことにいたしましょう。

フィトケミカル有効活用法

優秀なフィトケミカルが含まれる食材

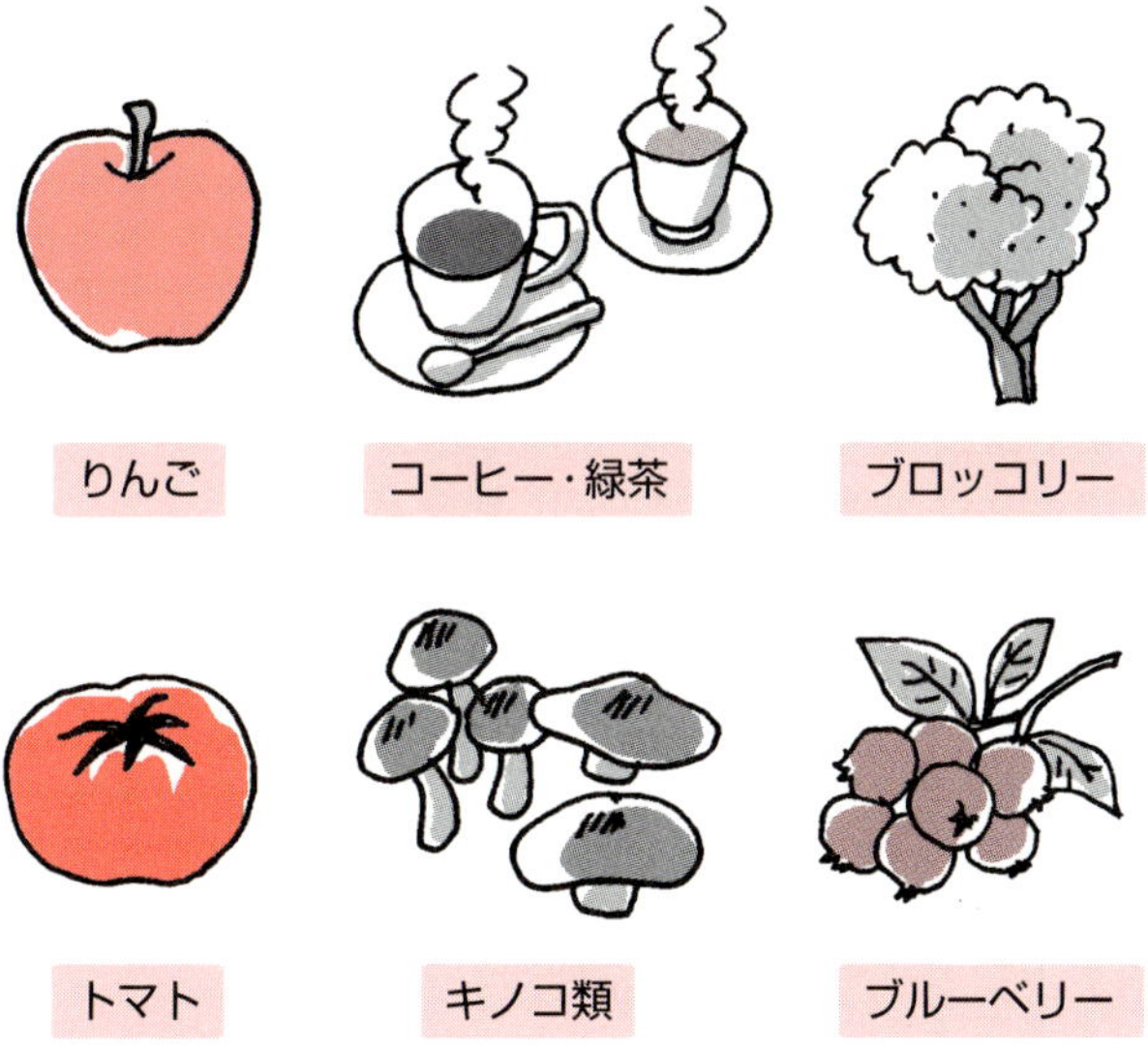
りんご
コーヒー・緑茶
ブロッコリー
トマト
キノコ類
ブルーベリー

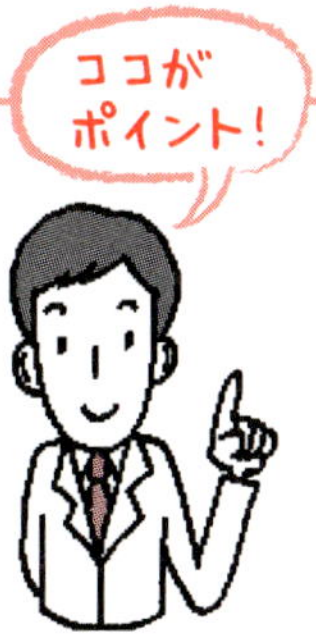

・フィトケミカルは細胞の中にあるので、スープやミキサーにかけて、細胞を壊してから食べよう。

・フィトケミカルは皮や皮の直下に含まれることが多く、果物や野菜は皮ごと食べるのがベスト。ただし、農薬が気になるので食べ物用洗剤などでよく洗う。

7

脳を元気にするには、オイルを味方につける

ボケを防ぐにはオイルが不可欠です。オイルというとコレステロールを気にする人がいますが、オイルは摂り方によって敵にも味方にもなるのです。ダイエット中の人は脂肪分を気にする人もいますが、気にするべきものは脂肪の摂り過ぎではなく糖質の摂り過ぎです。コレステロールが高い人も実はごはん、パン、うどん、甘いものなど糖質の摂り過ぎに注意しましょう。

脳を若く保ちボケにならないオイルは、ココナッツオイルとオメガ3です。オメガ3は、最近話題になり、ココナッツオイルと同じく売り切れが続出しているようです。ココナッツオイルがボケに効く理由は次の章で説明しますので、ここではオメガ3の説明をしましょう。オメガ3とは、不飽和脂肪酸の仲間でDHAやEPAといわれる脂質です。不飽和脂肪酸とは二重結合という形で炭素原子が

結合しているところがある脂肪酸のことです。

DHAとEPAはまぐろなど魚介類に多く入っている油です。DHAは認知症予防に役立つことが多くの研究で報告されています。EPAは動脈硬化予防に役立つことで知られています。EPAは血管の炎症を抑えてくれるので脳梗塞の予防として働きます。植物油にもオメガ3は含まれ、しそ油、えごま油、亜麻仁油に多く含まれています。

オメガ3が含まれる植物油は酸化しやすいので加熱調理には使わず、サラダのドレッシングなど生で食べるようにしましょう。また遮光瓶に入っているものを選び、開封後は早く使いきるようにするといいでしょう。

加熱調理に使うには、ココナッツオイルかオリーブオイルがオススメです。オリーブオイルはオメガ9と呼ばれる不飽和脂肪酸です。オリーブオイルを多く食べている地中海沿岸地域には心臓病が少ないというアメリカが調べたデータから、オリーブオイルの健康効果が広く知られるようになり、動脈硬化予防としてボケ防止にも役立つとされています。

植物油ならなんでもいいわけではないので注意しましょう。まず、マーガリンはトランス脂肪酸といって動脈硬化を起こす可能性があることが明らかにされています。また、コーン油、ひまわり油などに多く含まれているオメガ6は、過剰摂取が問題となっており健康被害が報告されています。オメガ6を多く摂り過ぎると動脈硬化の原因となることがあるので気をつけましょう。

サラダやディップにはしそ油、えごま油、亜麻仁油、加熱調理にはココナッツオイル、オリーブオイル、と覚えておきましょう。

ボケ防止のオイルは３種類

ココナッツオイル

中鎖脂肪酸
60%以上

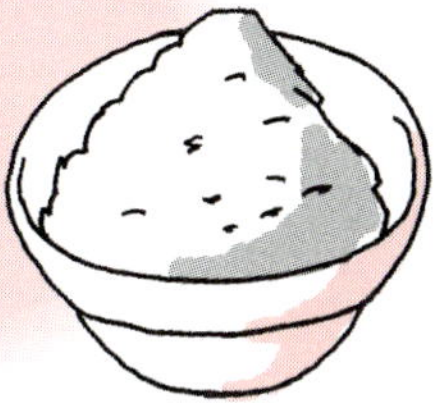

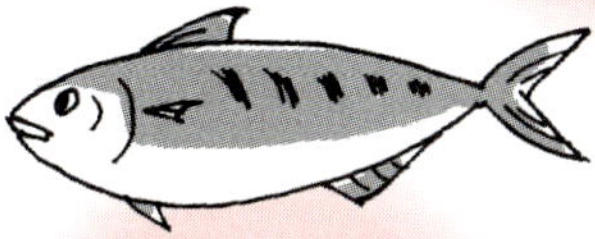

オメガ3

亜麻仁油
えごま油
しそ油
魚介類（DHA、EPA）

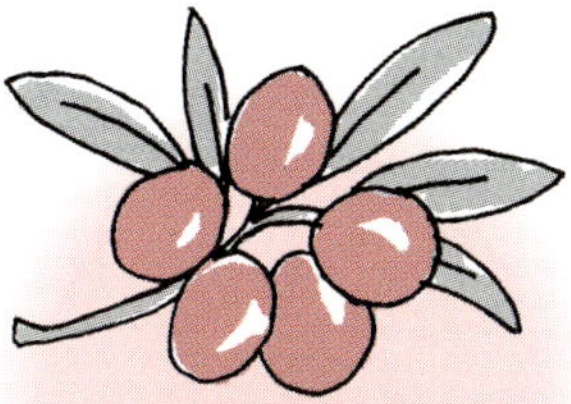

オメガ9

オリーブオイル

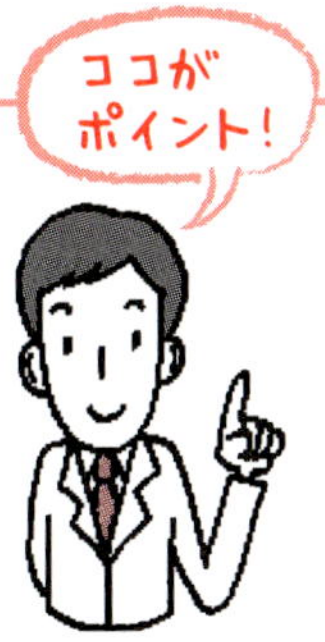

・上記の３つはボケ予防の代表的なオイル。それ以外の油はなるべく摂らないようにする。

・加熱にはココナッツオイル、オリーブオイル、生で食べるときはオメガ３を使う。

8

話題の「ブレーンフーズ」をプラスして健脳食をパワーアップ

「ブレーンフーズ」は、その名のとおり、脳の機能をあげ、老化を予防する食品。アメリカがアルツハイマー型認知症予防のために研究していたもので、世界的な広がりをみせ、日本でも話題となっている食品です。ブレーンフーズには、大きく分けて3つの効能があります。

・脳にエネルギーを補給する
・脳細胞を修復する
・認知機能の低下を抑える

健脳食＋ココナッツオイル＋ブレーンフーズで、最強のボケ予防食となるのです。

ブレーンフーズとはいったいどのような食品なのでしょうか？　健脳食と重なるものが多くありますが、まずは紹介していないウコンについてお話ししましょう。

ウコンはターメリックといい、カレーの材料になる香辛料です。身近な食品で、二日酔いをやわらげるということで知られています。

ウコンに含まれるクルクミンという物質はポリフェノールで、とても抗酸化力が強い物質です。アルツハイマー型認知症を発症したマウスにクルクミンを与えると、アミロイドβでできた老人斑が30％も減少することが、研究で明らかにされました。

また、マウスにクルクミンを与えると、アミロイドβが分解されるという研究結果も報告されています。

カレーを常食にしているインド人では、アルツハイマー型認知症の発症率が、アメリカの約4分の1です。インド人にアルツハイマー型認知症が少ないのは、日常的にクルクミンを摂っているからかもしれません。

また健脳食では、抗酸化物質として主にポリフェノールをオススメしていますが、ブレーンフーズにはビタミン類も含まれています。ビタミンC、D、Eです。ポリフェノールに比べると抗酸化力は弱いものの代謝を高めたり、他のプラス面があるので見逃せません。特にビタミンC、Eにおいては、大規模な研究報告「ロッテルダム調査」で、ビタミンCとEの摂取量が多い人はアルツハイマー型認知症の発症率が低いことが報告されています。また、「シカゴ調査」でもビタミンEの摂取量が多い人に同様の報告があげられています。ここで注目すべきは、これらの調査ではサプリメントではアルツハイマー型認知症の抑制効果が認められませんでした。食品として摂ることの重要性を教えられる調査結果でした。

左の表にある成分のサプリメントを摂っても効果は保証できません。食品で摂るように心掛けましょう。

ブレーンフーズをプラス

ブレーンフーズとは
脳の機能を上げ老化を防止する食材。

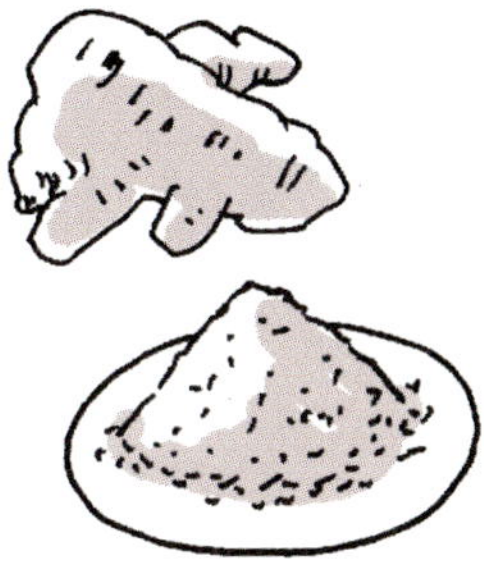

ウコン

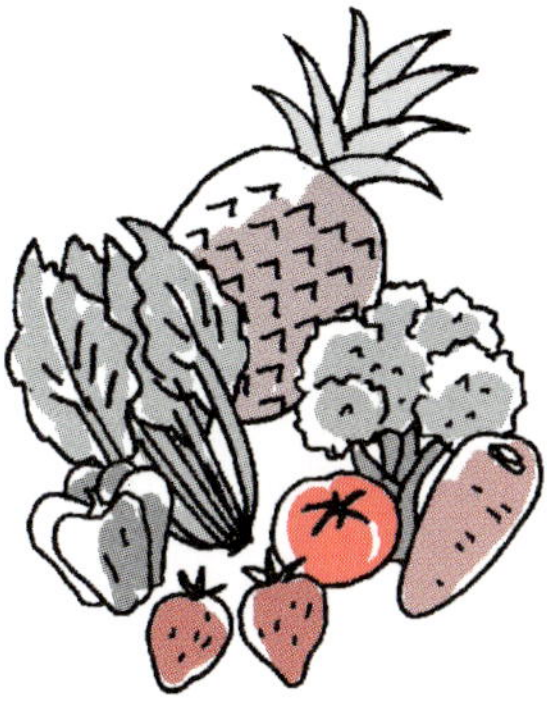

ビタミン類

ウコンとビタミンを
健脳食にプラスすれば、
最強のボケ予防食。

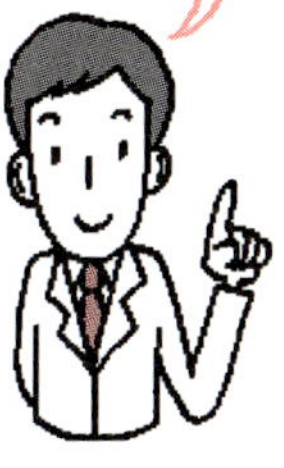

・アメリカがアルツハイマー病予防のために研究した食材が「ブレーンフーズ」。その中のウコンは特にオススメ。ウコンはカレーに含まれるスパイス。

・ビタミン類は、野菜や果物から摂る。サプリメントでは効果が保証できない。

座ってばかりいるとボケる!?「チョイチョイ歩き」で認知症を予防

階段を見たら「ボケ防止マシン」だと思って上ろう!

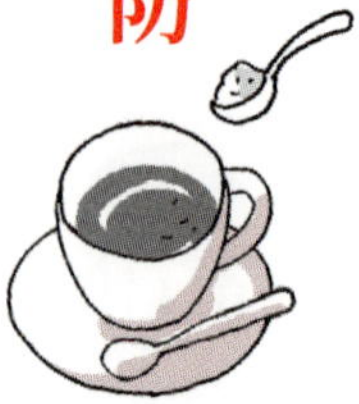

認知症予防には、食事が一番大切な要素ですが、運動も積極的に行いましょう。年齢とともに筋肉量が減るサルコペニアが、認知症の原因となっていることも明らかにされ問題となっているというお話をしました。

定期的に運動をすることが推奨されていますが、毎週定期的にフィットネスクラブなどで運動することが時間的に難しい人もいることでしょう。また、フィットネスクラブの会員になるだけで安心してしまう人もいるので、わたしは日常的にできる運動をお勧めしています。わたしのオススメ運動は、「チョイチョイ歩き」です。会社で仕事の合間に階段の上り下りをする、社内を歩きまわるという程度でいいのです。通勤はエスカレーターを使わずに積極的に階段を上りましょう。階段を見たら「ボケ予防マシン」だと思って利用するといいですね。パソコンなど座り作業が多い人は特に、意識してチョイチョイ歩きを行いましょう。

また、閉経後の女性の方も積極的にチョイチョイ歩きを取り入れてください。米国コーネル大学の研究によると、閉経後の女性9万3千人を対象に、調査したところ座っている時間が長いと早死にするという結果があらわれました。この調査での死因は循環器系疾患、冠動脈疾患、がんでしたが、第2章で血管の病気と認知症の関係をお話ししたとおり、循環器系疾患と認知症は無関係ではありません。また、座っていると筋力が低下することは明らかです。女性は男性よりも筋肉量が少なく、サルコペニアが深刻な問題となります。

アルツハイマー型認知症は、女性のほうが多いことをご存知ですか？　アルツハイマー型認知症の男女比はおよそ2：3です。女性は男性よりも平均的に長寿ですから、当然ともいえますが、長寿の影響を修正しても女性のほうがリスクが高いことがわかっています。この男女比の偏りは、最近の研究で遺伝子レベルのデータが出ています。アルツハイマー型認知症を発症する人の50％以上がＡｐｏＥ4遺伝子というコレステロールの代謝にかかわる遺伝子を持つとされています。スタンフォード大学の研究によると、ＡｐｏＥ4遺伝子は女性には影響を与えますが、男性にはほとんど影響がないことを発見しました。男女におけるＡｐｏＥ4の影響の差が、女性にアルツハイマー型認知症が多い原因なのではないかと研究者らは推測しています。

会社勤めをしていない女性は、自宅などの階段を利用してチョイチョイ歩きを行うといいでしょう。また、外出は車などを使わず歩いて行くなど、日常の中で歩いたり階段を利用する機会を多くつくりましょう。

第4章

ココナッツオイルでボケを防ぐ

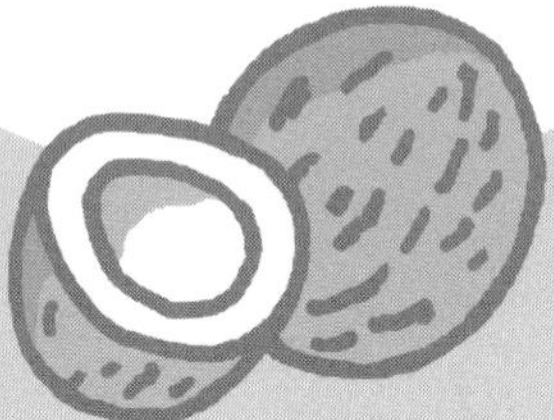

1

衝撃的な米国医師のレポート！ 若年性アルツハイマー型認知症が改善

わたしがココナッツオイルに興味を持ったのは、第1章でお話ししたようにアメリカ在住のメアリー・T・ニューポート医師の著書です。彼女の夫、スティーブは、55歳という若さで若年性アルツハイマー型認知症にかかりました。若年性アルツハイマー型認知症とは64歳以下で発病するものをいいます。認知症なのだから「若年」という名前がついても中高年が発症すると思われていますが、18歳でもかかることがある病気なのです。

ニューポート医師は夫が若年性アルツハイマー型認知症だとわかってから、専門的知識を活用して治療法を探していました。特に、アルツハイマー型認知症の新薬の治験の募集広告を積極的にチェックしていました。「治験」とは、医薬品の製造や販売に関して法律上の許可を得るために行う臨床試験のことです。新薬の発売には、必ず治験が必要で、治療の対象となる患者を募集して行われます。

ニューポート医師が、期待が持てそうな治験を探していたところ、小さなバイオテクノロジー企業の治験募集が目にとまりました。その新薬の説明には、かなりの数のアルツハイマー型認知症患者の「記憶の改善」がみられた、と書いてありました。ニューポート医師は、その言葉に興味を示しました。

臨床の現場で使われているアルツハイマー型認知症の薬は、せいぜい病気の進行を抑える効果しかありません。進行性であるこの病気は、薬で改善するということはほとんどなく、薬を飲んでいても悪くなる一方なのです。

しかしながら、夫スティーブは治験に参加できないほど症状が進行していました。治験に参加条件を満たすかどうかをテストする第1回目の検査で、残念ながら条件を満たすことができませんでした。ミニメンタルステートメント検査（MMSE）という認知症診断の基準となる試験で、スティーブは14（満点は30）という低いスコアを出してしまいました。治験に参加するには18以上必要だったのです。

そこで、ニューポート医師はその新薬の成分を調べました。すると、「MCT

オイル」という中鎖脂肪酸ということがわかり、ニューポート医師が未熟児医療に携わっていた時に、MCTオイルを赤ちゃんの栄養補給のために使っていたことを思い出しました。MCTオイルは、消化酵素の助けなしでも吸収されやすく、乳児でも容易に吸収できるため、アメリカでは多くの新生児集中治療室で使われています。

MCTオイルは、医療用のものと思っていたニューポート医師ですが、さらに調べていくと、何十年も前から市販されていることがわかったのです。ボディービルダーが筋肉量を増やすために使ったり、アスリートが激しい運動を行う際のエネルギーレベルや持久力を高めるために使われていました。

ニューポート医師が新薬の特許申請書を読み進めていると、余談として書かれていることに目がとまりました。MCTオイルは主にココナッツオイルとパームオイルから抽出していると書いてあったのです。そこで、ココナッツオイルの組成を調べてみると、60%がMCTオイルで、効果がみられたというMCTオイル20gに相当する量は大さじ2杯であることがわかったのです。

そこで、ニューポート医師は2回目のテストに参加する日の朝食に、大さじ2

杯のココナッツオイルを入れたオートミールをスティーブに食べさせてみました。すると、MMSEのスコアが18と、前回に比べて4点も高くなったのです。この結果にニューポート医師は驚きました。これは、ココナッツオイルが効いたのだろうか、と半信半疑であったものの、その後もスティーブにココナッツオイルを食べさせていくと劇的な改善があったのです。

アルツハイマー型認知症を診断する方法のひとつとして、時計の絵を描かせるというものがあります。ココナッツオイルを食べさせる前のスティーブは、とても時計とは思えない図形を描いていました。ところが、ココナッツオイルを食べさせてから2週間後、なんと、一目で時計とわかる形が描けたのです。37日目には、もっと時計に近い図形が描けるようになりました。

その後、スティーブは目に見えて症状が改善していきました。日常的な会話ができるようになり、洗濯をしたり、芝刈り機をかけて庭の手入れをするなど家事もこなせるようになりました。週に2日、3〜4時間、病院の倉庫でボランティア活動も始めました。ニューポート医師が一番喜んだのは、ジョークを言うようになったことです。若いころのスティーブはニューポート医師にジョークを言ってよく笑わせていたそうです。以前の夫が戻ってきたと、ニューポート医師は喜びを隠せませんでした。

スティーブはその後、他の病気による投薬や父親の死などで症状の悪化が見られたものの回復をみせ、ＭＲＩ検査によると脳の委縮も以前ほど進行していませんでした。

60歳で未亡人を覚悟していたニューポート医師ですが、著書の中で「わたしはまだスティーブを失っていない」と語っています。これはスティーブが生きていることだけでなく、彼の人格が失われていない喜びを伝えたかったのではないかと思います。

ココナッツオイルは新薬の成分だった

アメリカのニューポート医師は、ココナッツオイルがアルツハイマー型認知症の新薬の成分であることに目をつけ、食事としてとると改善に役立つことを世界に広めた。ニューポート医師の夫は若年性アルツハイマーにかかっており、彼はココナッツオイルで劇的な改善を見せた。

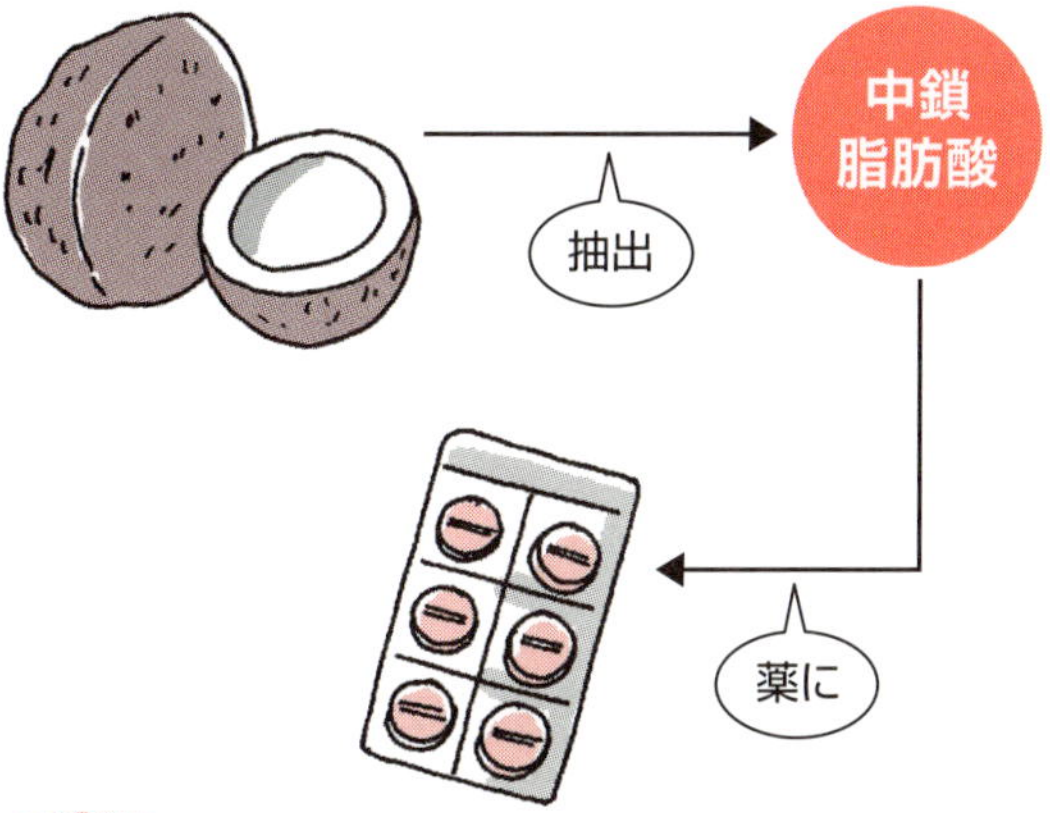

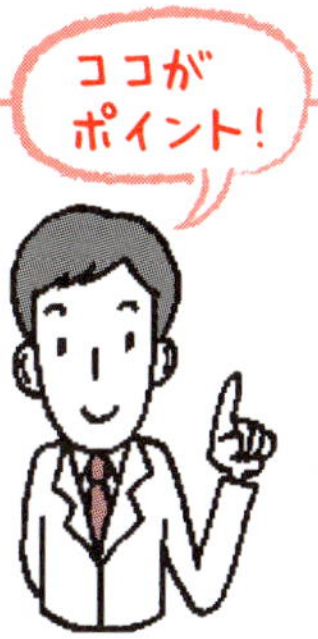

・若年性アルツハイマー型認知症のスティーブはココナッツオイルを食べて、数時間で症状が改善。その後、年月とともに新たな改善が見られた。

・症状が後退することもあったが、ココナッツオイルで改善することは明らか。

2

アルツハイマー型認知症は脳がエネルギー不足になっていた！

米国ペンシルバニア大学の精神医学者スティーブン・アーノルド教授は、脳の神経細胞でインスリンの効きが悪くなることで、アルツハイマー型認知症の症状を引き起こしているとして、「アルツハイマー型認知症は3型糖尿病である」、という説を提唱しました。この博士が、アルツハイマー型認知症患者の脳を調べていたときのことです。記憶を司る海馬というところを調べていたら、インスリンの効きが悪くなり、血糖をうまく処理できていないことを発見したのです。この患者は糖尿病でなかったのですが、脳が糖尿病の状態に陥っていたのです。

アーノルド教授以外にも多くの研究者らが、アルツハイマー型認知症は脳の糖尿病である、という論文を発表しています。

ここで、糖尿病についておさらいしていきましょう。一言でいうと糖尿病は、インスリンの効きが悪くなる病気です。インスリンは、膵臓のランゲルハンス島のβ細胞から分泌されるホルモンです。インスリンの働きは、食べ物から吸収されて血液中を流れるブドウ糖を細胞に取り込んでエネルギーに変えたり、中性脂肪として蓄えたりする役割を担っています。ところが糖質の摂り過ぎで膵臓が疲弊すると、インスリンの分泌量が減り、ブドウ糖を細胞に取り込むことができなくなってしまうのです。これが糖尿病です。

インスリンは、常に分泌されているわけではなく、血糖値が上昇すると分泌されるしくみになっています。インスリンのセンサーは精密機械のような働きをしていて、24時間休みなくほんの少しの血糖値の変動にも反応しています。このように繊細なシステムに膨大な糖質を送り込むことで故障が起こってしまうのです。

インスリンの量が減ると、血液中には、ブドウ糖が溢れ、血糖値が上がります。その状態が長い期間続くと、ブドウ糖が糖化して血管を傷つけ動脈硬化を起こしてしまいます。糖尿病の合併症として、心臓病、腎臓病、眼底出血など血管性の病気が起こるのは、溢れたブドウ糖の仕業だったのです。

アルツハイマー型認知症の脳は糖尿病と同じくインスリンがうまく使えず、ブドウ糖を脳のエネルギーとして使えなくなっているのです。食事を3食きちんと摂っていても、それが脳で使われず飢餓状態となっていたというわけです。

以前は、アルツハイマー型認知症にかかった脳は、脳の神経細胞が死んでいくことで脳の機能が失われてさまざまな症状が起こっているのだと思われていました。ところが、それがすべてではなかったのです。エネルギーさえあれば、生きている神経細胞が、脳を働かせることができるのです。

人間の体はブドウ糖の他に、もうひとつエネルギー、ケトン体が使えます。ココナッツオイルはケトン体の材料となります。飢餓状態の脳のごちそうになるのです。

ココナッツオイルは脳のエネルギー

アルツハイマー型認知症の脳は、ブドウ糖が使えず、
通常の食事ではエネルギー不足。

↓

ココナッツオイルが体内でケトン体に変わり、
脳のエネルギーとなる。

↓

アルツハイマー型認知症の症状が改善。

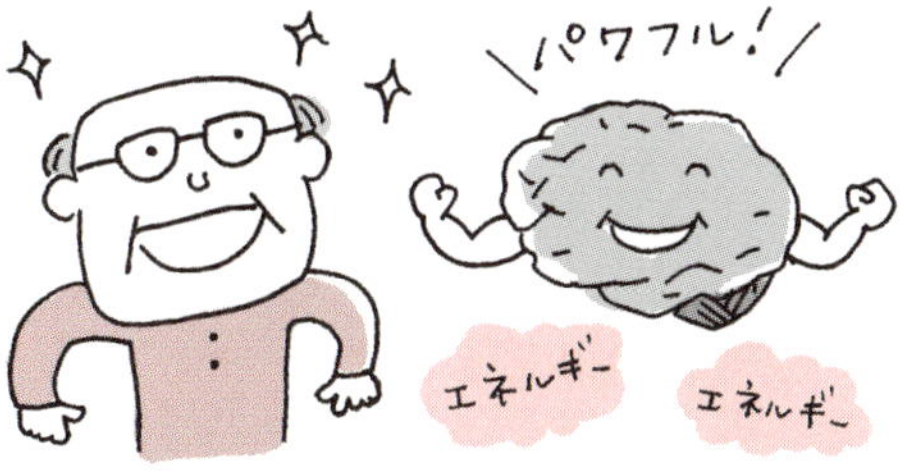

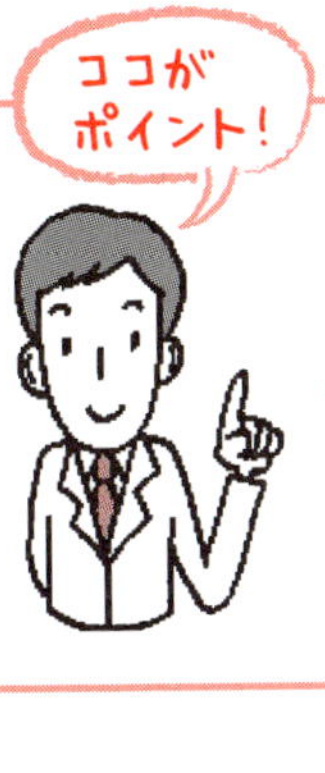

- アルツハイマー型認知症はごはん、パン、麺類を食べていると、脳がエネルギー不足になる。
- ココナッツオイルからつくられるケトン体は、脳のエネルギー源となり、アルツハイマー型認知症の症状が改善される。

3
脳にパワフルなエネルギーを供給するココナッツオイル

ココナッツオイルは、アルツハイマー型認知症にかかった脳をイキイキと元気にさせてくれるエネルギー源です。人間のエネルギー源といえば、ごはんや砂糖からつくられるブドウ糖だけだと思っている人が多いですが、この本を読んでココナッツオイルからつくられるケトン体が脳のエネルギーとなり、認知症を改善し予防することがわかっていただけたと思います。ごはんやパンを食べても食べても元気にならない脳が、ココナッツオイルを食べるだけでパッと変化があらわれ、脳が元気になり悪くなるばかりの病気が改善されるのです。

しかも、ケトン体はブドウ糖に比べて125%多くエネルギーを産出します。つまり、ごはんや砂糖よりも25%も元気にモリモリ脳が働くのです。それだけエネルギー効率がいいということです。これは、認知症の改善や予防だけでなく、健常者の脳作業のパワーも上げてくれます。

ココナッツオイルは体内で吸収されるとすみやかにケトン体となり、脳のエネルギー源として働きます。第1章でお話ししたわたしの頭の回転が速い理由がおわかりいただけたでしょうか？　わたしは、ココナッツオイルを一日も欠かさず食べています。一日に3～4回は摂っているので、ケトン体の血中濃度が下がることがありません。常に125％のパワーが出せるのです。

このパワフルなケトン体。もともと人間はケトン体を主なエネルギー源として使っていたのではないか、というお話をしました。人間は何万年もの間、ケトン体をエネルギー源とする「ケトン食」を食べていたのだと推測しています。

本来、人間の体は米や麦や砂糖を必要としていなかったのかもしれません。たまに食べる肉、季節ごとに食べる果物、木の実、草花、これで十分生命活動が成り立っていたのです。南国の人たちはココナッツも食べていたことでしょう。しかし、高度な知能を持つ人間は、飢えないように耕作を考えだし、一年中食べられる穀物をつくり出しました。さらにすばやくエネルギーになる砂糖もつくり出してしまったのです。おかげで人間は飢えることなく一年中食べ物にありつくことができるようになりました。ところで、考えてみてください。人間の歴史を振り返ると、狩猟生活が数万年、農耕生活はわずか2千年そこそこです。遺伝子はまだまだ狩猟生活のままなのです。

人間の体はごはんやパン、砂糖が多いと耐えられず病気になるようにできているのです。そもそもココナッツオイルが脳のパワーをあげるのではなく、ごはんやパン、砂糖を食べていると脳のパワーが下がるのかもしれません。

高度な脳を持ったばかり、自らの脳が病んでしまった。この人間の所業をリセットするのがココナッツオイル。本来の食生活に戻せば、脳も体もパワーアップするのです。

ココナッツオイルで脳が元気になる

ココナッツオイルを食べてつくられるケトン体は、ブドウ糖に比べて、125％もパワーアップ！

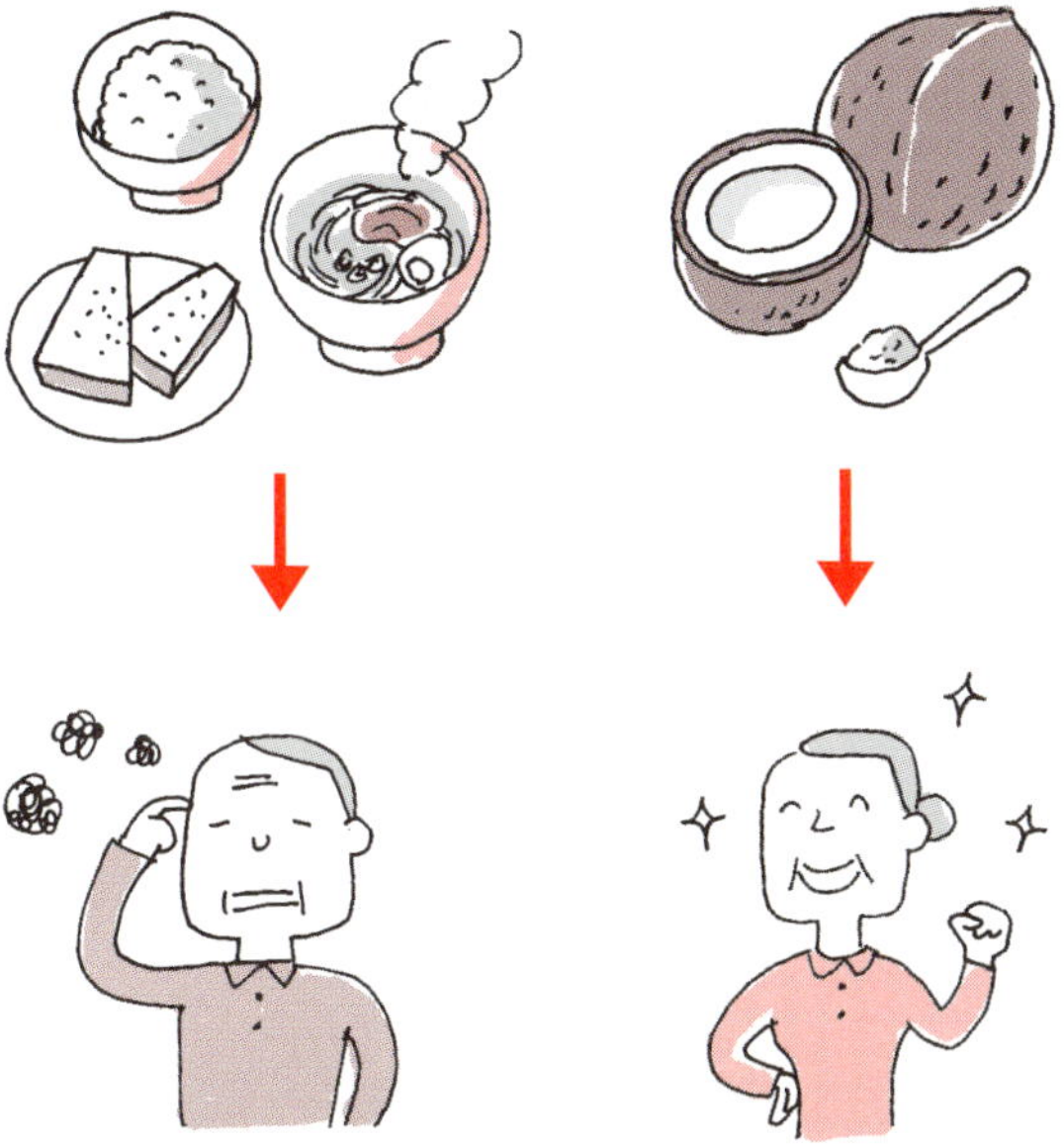

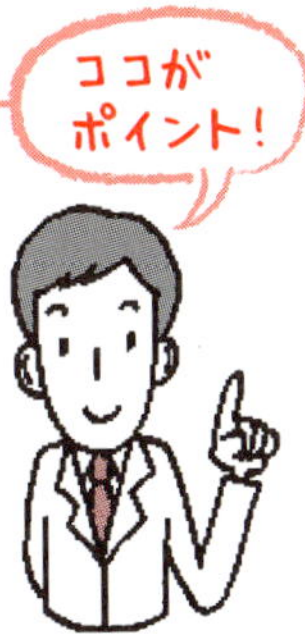

・1日のうち数回にわけてココナッツオイルを食べていると、1日中、脳がパワーアップし頭が冴えている。

・人間はもともと、ケトン体をエネルギーとして使っていたのかもしれない。

4

活性酸素による酸化を防いで脳を若返らせる

ココナッツオイルの効果は、アルツハイマー型認知症を改善または予防し、脳のパフォーマンスを上げてくれます。それだけでなく、体全体のアンチエイジングにも働いてくれるのです。先ほど、ココナッツオイルはケトン体というエネルギーに速やかに変わるとお話ししました。糖質を抑えてケトン体をエネルギーとして使えるようになれば、老化の根源、活性酸素の発生を抑えることもわかっているのです。

アメリカのカルフォルニア大学の研究によると、ケトン体合成の代謝物であるβヒドロキシ酪酸が活性酸素をやっつける酵素を活性化していると発表しました。活性酸素とは老化の大きな原因であり、細胞にダメージを与える存在です。活性酸素をいかに抑えるかがアンチエイジングのポイントになります。活性酸素は、さまざまの病気の原因にもなっています。細胞を傷つけがんの原因になり、心筋梗塞や脳梗塞などの原因となる動脈硬化を引き起こします。

本来、人間の体には活性酸素を抑える酵素が働いています。酵素は何種類かありますが、この研究では主なものを3つ選んで行いました。すると、3つのどの酵素に対しても、βヒドロキシ酪酸により2倍程度活性していることが明らかにされたのです。これは試験管の中で行われた反応ですが、その後マウスの実験を行い、生体内においてもβヒドロキシ酪酸が、活性酸素を抑える酵素を活性化していることがわかったのです。

ココナッツオイルは効率的なエネルギー源であるだけでなく、活性酸素まで抑えてくれるすぐれものなのです。活性酸素を抑えるために、ポリフェノールなどのフィトケミカルが代表的なものですが、それらとともにココナッツオイルをとれば、最強の食事となるでしょう。

ココナッツオイルは、ケトン体の材料となりボケ防止の主役になりましたが、つい最近までケトン体は悪者扱いでした。遺伝性の病気、1型糖尿病で血液中のケトン体濃度が非常に高くなるケトアドーシスという命の危険を伴う症状があります。今まで、血中にケトン体が増えていることからケトン体が悪さをしているのではないかと思われてきました。ところが最近になって、ケトン体が〝増えなければならない状態〟になっていたということがわかってきました。ケトン体の濃度が低いままだとすぐに死に直面する状態になってしまうからです。

ココナッツオイルが、現代社会に生きる人間の生命活動に必要なオイルだということがわかっていただけたと思います。脳だけでなく、体全体のアンチエイジングにココナッツオイルは影響を与えるのです。ココナッツオイルの研究は、今世界中で行われており、底知れぬ健康パワーが日々解明されていくことでしょう。

ココナッツオイルは優秀な抗酸化食品

ココナッツオイルは老化の原因、酸化を抑える
すぐれた抗酸化食品。

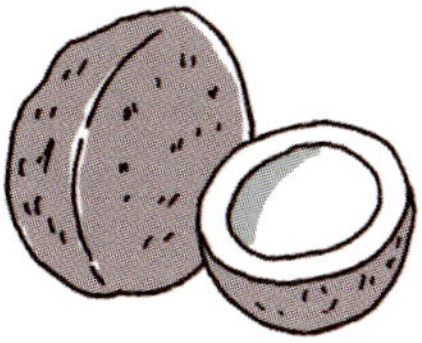

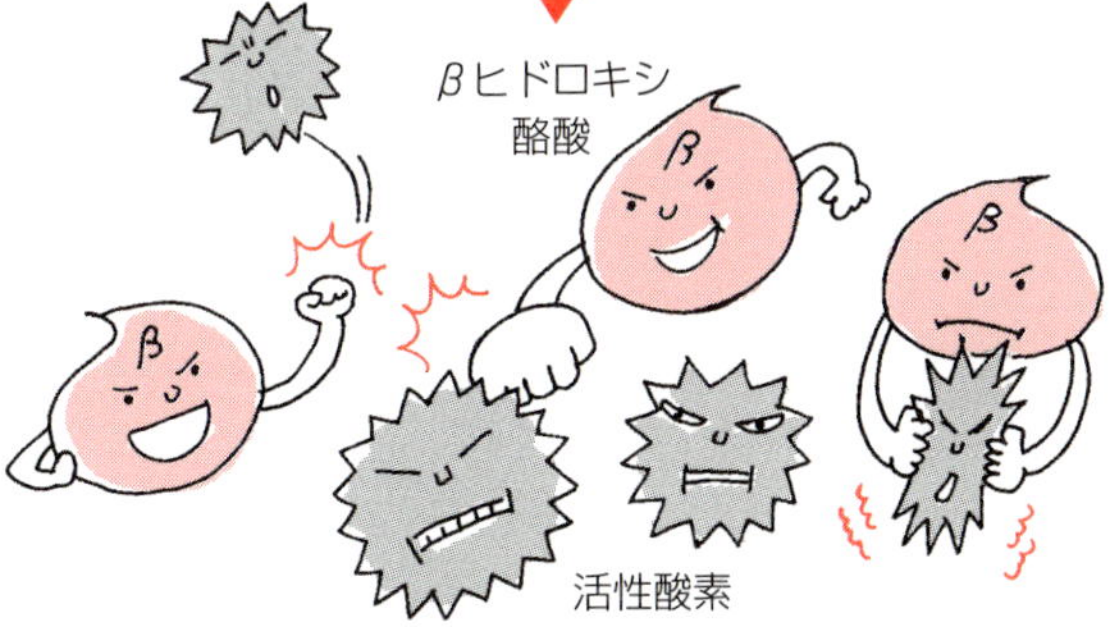

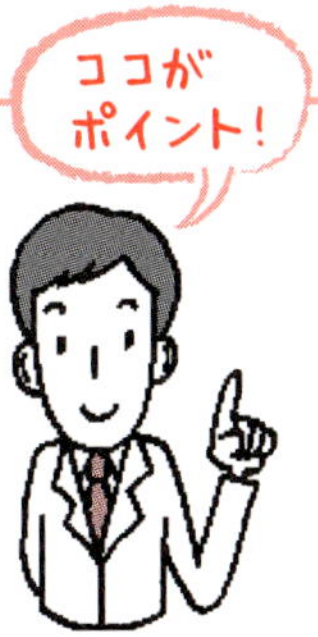

・ココナッツオイルを食べて、体内でケトン体に変わる途中に産出するβヒドロキシ酪酸が、活性酸素を抑える酵素として働く。

・酸化は老化の元凶。酸化を抑えるほど老化は遠のく。

5

太らない油だから、メタボや肥満の改善にもなる

ココナッツオイルは油だから太るのが心配！　このような心配を頻繁に伺います。しかし、これは間違い。ココナッツオイルは太らない油なのです。少し、難しい話になりますが、油の構造についてお話ししましょう。「油」というのは常温で液体のものを示します。天ぷら油やサラダ油などは「油」と書きますね。他に「脂」と書くものがあり、これは常温で個体のものを示します。牛脂などがその例で、日本語では牛油とは書きません。さて、ココナッツオイルはどちらでしょうか？　ココナッツオイルは、冬には常温でも固まりますが、産地の南国ではほぼ液体なので「ココナッツ油」となります。実は、油も脂も化学的構造は同じなのです。グリセリンという接着剤の働きをする分子に3つの脂肪酸がくっついた形をした中性脂肪というものなのです。中性脂肪は、化学的にはトリグリセ

リドといい、グリセリンに3つ（トリ）くっついたという意味です。

中性脂肪というと、メタボや肥満を気にする方はドキッとしてしまうのではないでしょうか。そう、あの憎い体脂肪をつくっている中性脂肪と同じなのです。ということは、やはりココナッツオイルも食べると体脂肪になってしまうのでは？　と早合点しないくださ い。中性脂肪というとそれだけが悪いもののように扱われていますが、油脂といわれるもののほとんどは中性脂肪なのです。

まずは中性脂肪についてお話をしましょう。中性脂肪を構成する脂肪酸は、3つくっついた形で存在することが多く、中性脂肪のことをそのまま脂肪酸と呼び、ひとつに分離したものは遊離脂肪酸と呼んでいます。脂肪酸は炭素原子が長く鎖のようにつらなっていることから、長い順から長鎖脂肪酸、中鎖脂肪酸、短鎖脂肪酸と分類しています。

一般的な料理に使われる、大豆油、コーン油、キャノーラ油などは長鎖脂肪酸というものです。一方、ココナッツオイルは中鎖脂肪酸が多く含まれます。ココナッツオイルの特長は、長鎖脂肪酸に比べて鎖が短いことにあるのです。長鎖脂肪酸よりも、代謝が早く素早くエネルギーに変換されるので、体脂肪になりにくいのです。とはいえ、油なのだから体脂肪になるんじゃないの？　と疑り深い方には短鎖脂肪酸のお話をしましょう。

短鎖脂肪酸の代表は「酢」です。えっ？　あのサラサラとした酢が油なの？　と驚かれることでしょう。間違いなく酢は脂肪酸なのです。酢はダイエットの味方。体脂肪を減らす役割していることはご存知でしょう。

ココナッツオイルは、腹もちがよく満足感が得られ食べ過ぎを防ぎます。さらに、代謝がよく効率よくエネルギーに変換されるので、ダイエットに最適の油なのです。

体脂肪になりにくいだけではなく、積極的に体脂肪を燃焼してくれることもわかっています。使うオイルをココナッツオイルに替えただけで1年間に数キロやせたという報告もあります。ココナッツオイルは、肥満やメタボの心配をせず、積極的に認知症予防や脳のパフォーマンスアップに使える存在なのです。

ココナッツオイルは太らない

中鎖脂肪酸は早く分解するから、
体内に蓄積せず太らない。

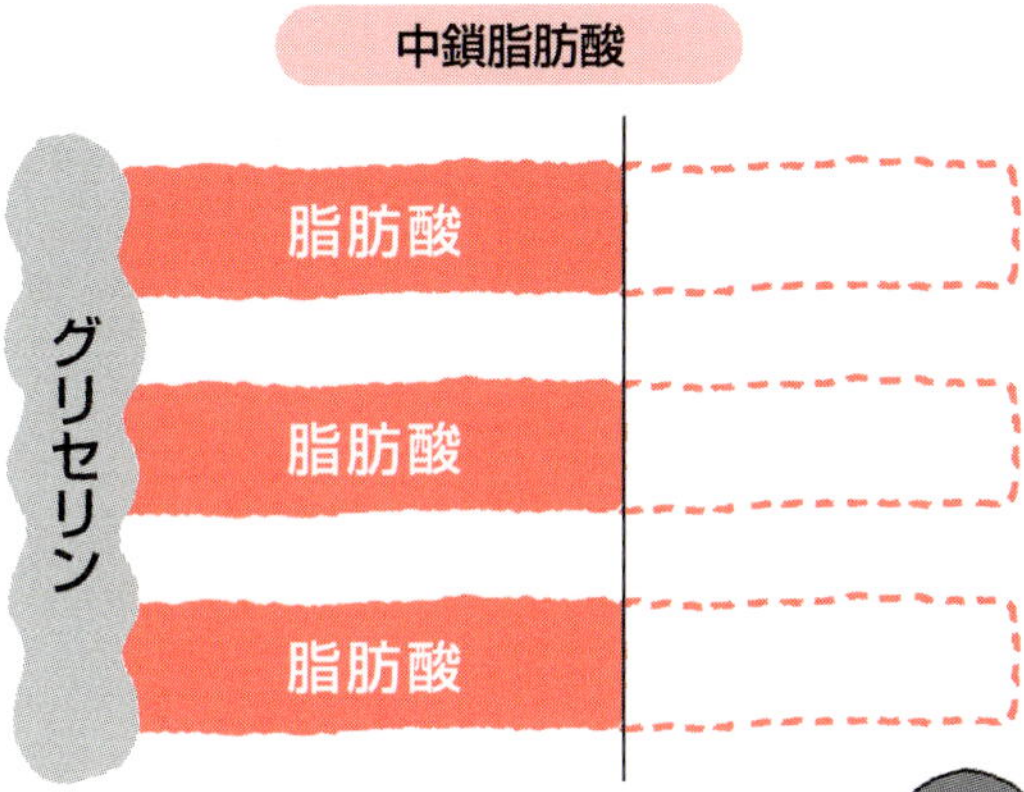

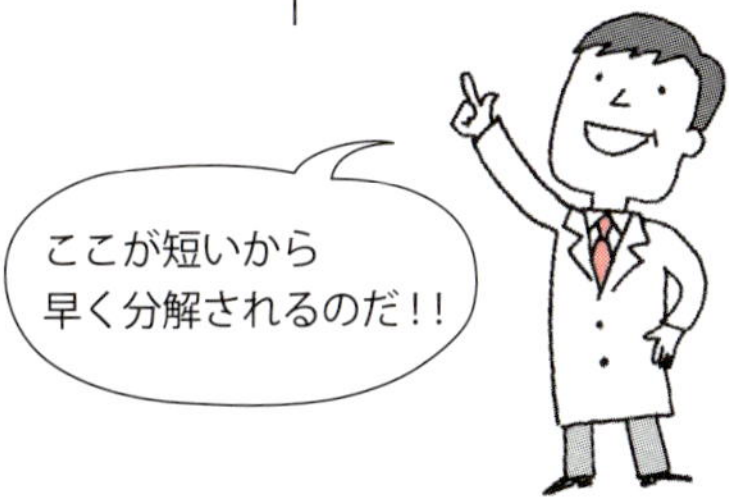

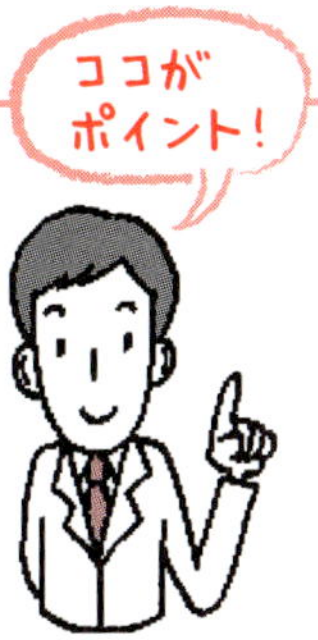

・ココナッツオイルは、食用油として使われている、コーン油や大豆油などに比べ、脂肪酸の長さが短い中鎖脂肪酸というもの。分解されやすいので、エネルギーとして使われやすく体内に蓄積しないから太りにくい。

6

美肌をキープ！シワを予防しなめらかな素肌に

わたしは、脳の老化防止をはじめアンチエイジングの研究者ですから、素肌のアンチエイジングという美容面にも通じています。ココナッツオイルが美容にいいということは自信を持って言えます。ココナッツオイルは、東南アジアやポリネシアでは日常的に美容にも使われているのです。南国の人たちはココナッツの実を食べて、ジュースを飲んで、オイルは美容に使っているのですから、これだけ南国で利用されている実は他にないでしょう。

ココナッツオイルは皮膚を保護する性質をもち、それが大変すぐれています。紫外線にさらされている東南アジアやポリネシアの人たちの肌がなめらかで美しいのはココナッツオイルのおかげなのです。

日本人も実は美容面でココナッツオイルが流行していた時期がありました。40

～50代の方は、ココナッツオイルを食べると、サーファー時代が懐かしくなるという話を聞くことがあります。40～50代の青春時代には、マリンスポーツのサーフィンが流行っていました。その当時市販されていた日焼け止めは、ココナッツオイルの香りがふんわりとしていたのです。80年代に、流通した日焼け止めにはココナッツオイルが含まれていたのです。

ココナッツオイルには紫外線の害から肌を守る効果があり、上半身を裸で過ごすことが多かった南国の人たちの役に立っていたのです。残念ながらオゾン層が破壊された近年の強い紫外線には化学薬品のほうが紫外線防御率が高く、ココナッツオイルはUV市場からは遠のいてしまいました。しかし、化学薬品ではなく自然のオイルですから利用しない手はありません。朝のスキンケアにココナッツオイルを使えば、少しの外出なら紫外線の害から守ってくれるでしょう。

夜のお手入れにはココナッツオイルは欠かせません。女性の方は帰宅後化粧を落としますが、そのときに皮膚の常在菌という肌のために役立っている菌も洗い流してしまいます。そこにココナッツオイルを塗ると、常在菌と似たような役割を果たしてくれるのです。ココナッツオイルの主成分である中鎖脂肪酸は、遊離脂肪酸というバラバラの状態になると細菌、ウイルス、真菌などの微生物の感染を防ぐ働きをしてくれます。脂肪酸をつないでいるグリセリンは細菌の好物で、細菌がこれを食べると遊離脂肪酸に分解されて細菌をやっつけてくれるというわけです。長鎖脂肪酸の分解にはさらに酵素などは必要ですが、中鎖脂肪酸は分解が早く、敵を撃退するのに適度な大きさなのです。

ココナッツオイルは肌をしっとりさせ、弾力性を回復させシワを予防します。わたしは、一日に何度もココナッツオイル入りのコーヒーを飲んでいるので、唇がうるおってリップクリーム替わりになっています。

ココナッツオイルは天然のクリームです。市販のクリームと違い化学的な薬品は一切含まれていないので、安心して使うことができます。

肌のアンチエイジングにすぐれた効果

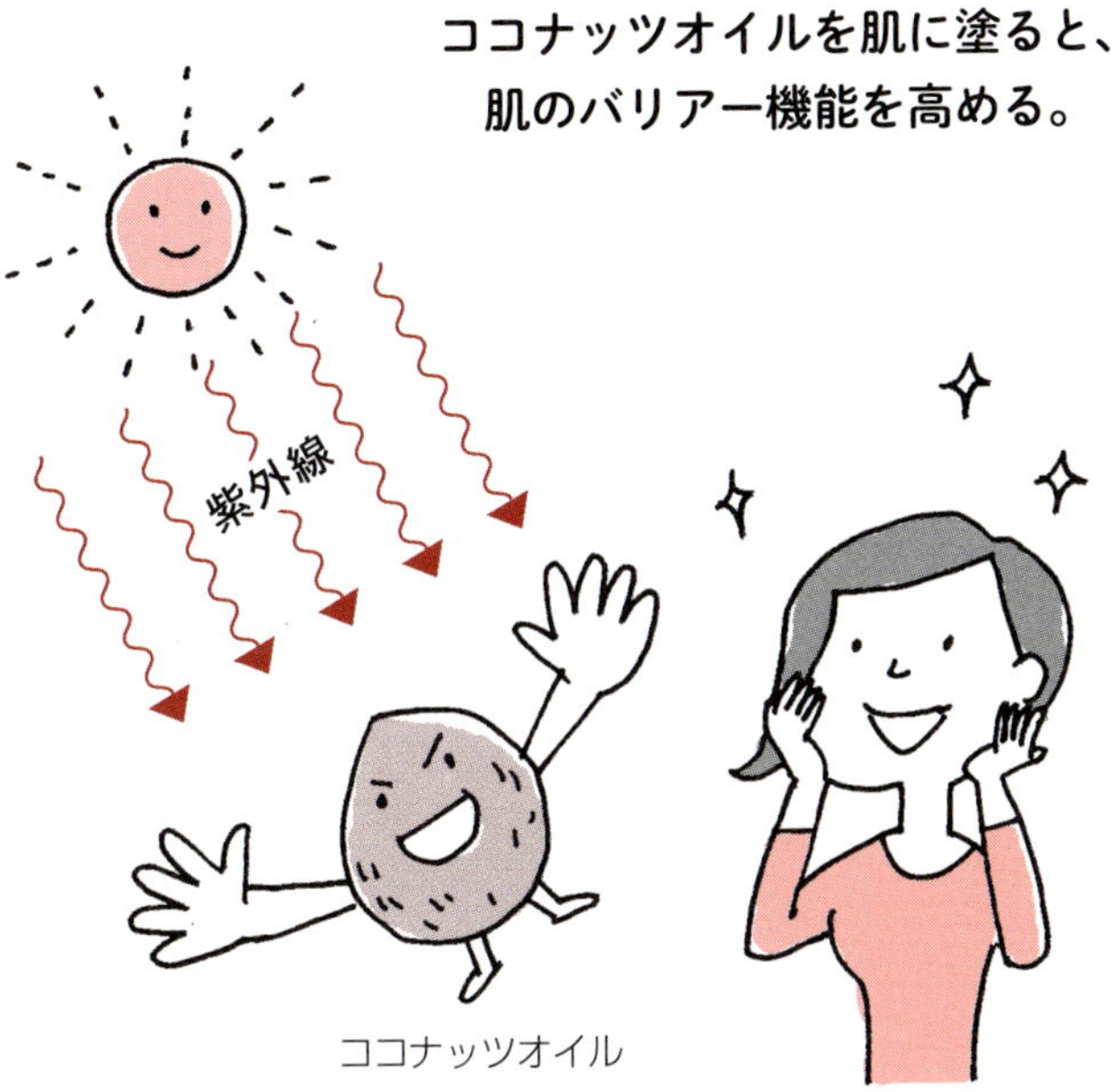

ココナッツオイルを肌に塗ると、
肌のバリアー機能を高める。

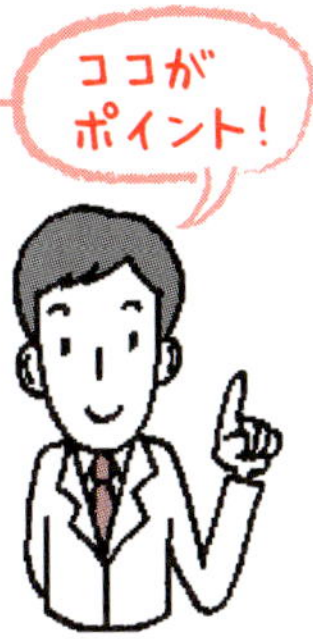

・東南アジアやポリネシアの人々は肌にココナッツオイルを塗って保護していた。

・ココナッツオイルは、保湿効果や紫外線防止効果などアンチエイジングに適した効果が得られる。

7

そもそもココナッツオイルってどんなオイル？

　ここで、ココナッツオイル初心者の方に、ココナッツオイルにまつわる基本のお話をしておきましょう。化学的な成分は先ほど説明したように、半分以上が中鎖脂肪酸です。中程度の長さの脂肪酸が3つグリセリンにくっついた構造で、一般的な調理に使う油脂に比べて鎖が短いため、活性度が高いのが特長です。そのため、代謝が早く、すばやくエネルギーとなるため、ココナッツオイルを食べるとパワフルに過ごせ、さらに肥満を予防してくれるのです。

　ココナッツの原産地は熱帯アジアとされ、古くから南国の人々に親しまれてきました。ココナッツはヤシ科のココヤシという植物でヤシとは中国語で「果実の王」という意味をあらわしています。中国では3世紀から利用され、食用、薬、美容に広く使われ、まさに果物の王様にふさわしい植物なのです。ココナッツからは、オイルの他にココナッツミルクやココナッツジュースをとり、捨てるところがない果物といわれています。

ココナッツオイルはココナッツの胚乳を圧搾して抽出したものです。ココナッツオイルを購入する際には、粉砕して圧搾しただけの良質なものを選びましょう。中には溶剤を使ったり、熱を加えて処理したものがありますから注意してください。加工度の少ないものを選び、サプリメントなどで摂るよりは自然のオイルそのものを摂るようにしましょう。

さらに、アルツハイマー型認知症の改善に利用する場合は、中鎖脂肪酸が60%以上とか記載されたものを選びましょう。

ココナッツオイルとパームオイル（ヤシ油）は間違いやすいですが、違うものなので注意しましょう。ヤシ科の植物は3千種類以上あり、パームオイルはココヤシではなく油ヤシを使っています。含有する中鎖脂肪酸の種類が違い、ココナッツオイルはラウリン酸が多く、パームオイルは、カプリル酸とカプリン酸が多いとされています。ラウリン酸、カプリル酸、カプリン酸はケトン体になる速さが違うので、すべてを摂ると血中濃度が安定します。

ココナッツオイルは、夏は液体で冬は白く固まっています。25℃を境に液体と固体に変化します。独特の甘い香りがあり、南国のイメージ強いオイルです。

アメリカでは数年前、オイル戦争というものがあり、大豆油が市場を席巻し、マイナーキャンペーンでココナッツオイルが悪者扱いされていた時代がありました。ごく最近になって健康や美容効果が高いことが見直され、アルツハイマー型認知症を改善することがわかり、日本では売り切れが続出するほどになりました。

ココナッツオイルは瓶のふたを開けるとふわっと独特の甘い香りがして、調理に利用するとその香りが味を引き立たせます。コーヒーなど飲料にまぜてもおいしく飲めて活用度の広いオイルです。

表示をよく見てオイルを選ぶ

ラベルの表示をよく見て、
ココナッツオイルを購入しよう。

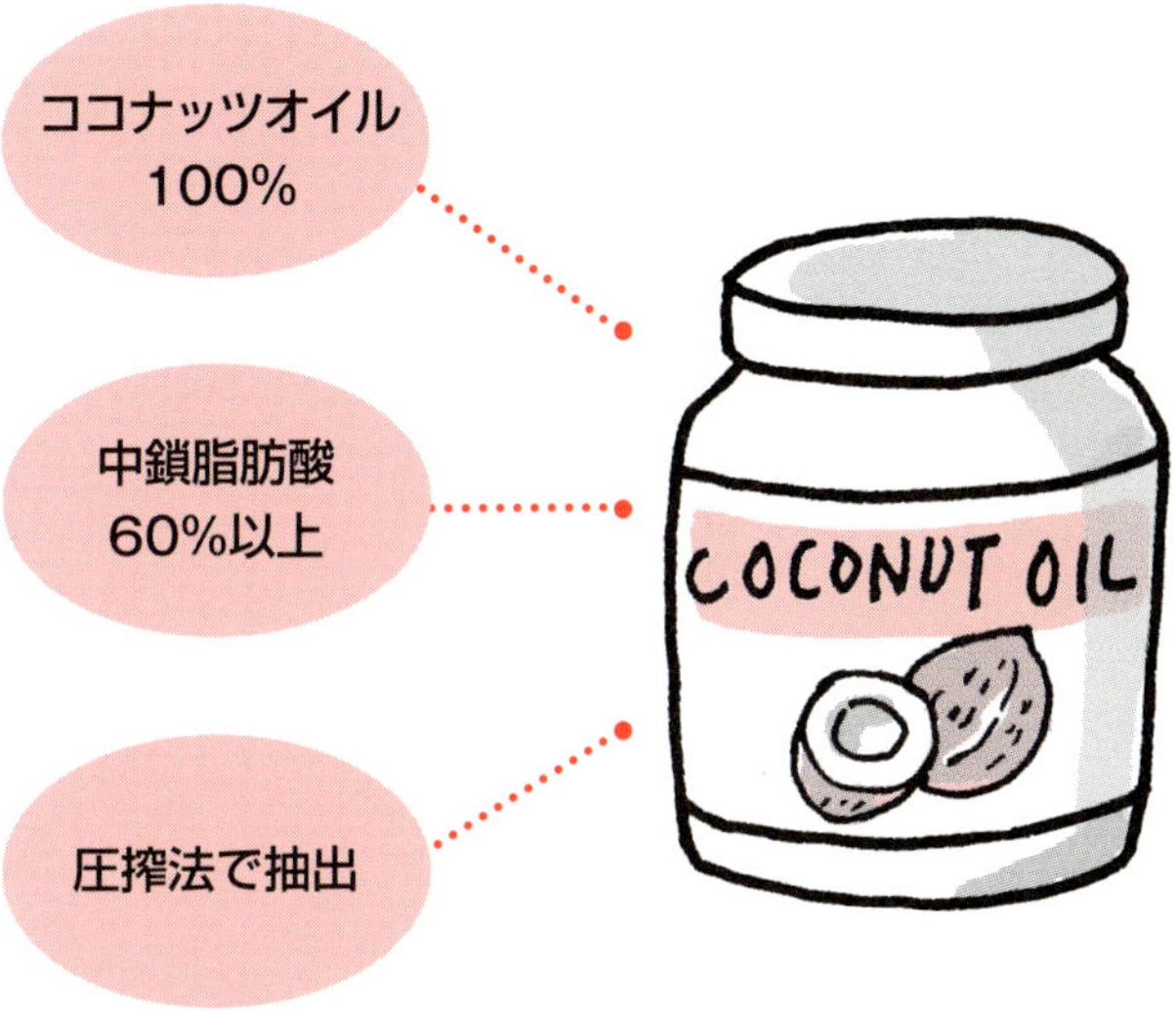

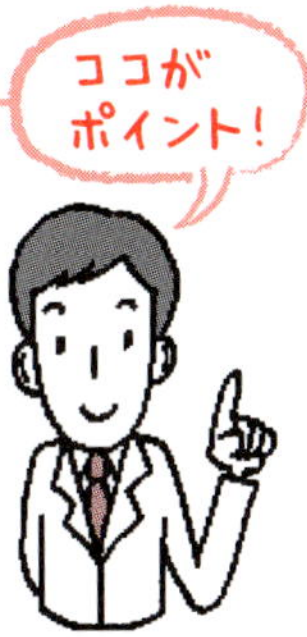

・ココナッツオイルは、熱処理などをしていない加工度の低いものを選ぶ。圧搾法で抽出したものがベスト。

・成分は中鎖脂肪酸60%以上のものを選ぶ。

8

毎食大さじ2杯のココナッツオイルを目標に

ココナッツオイルの使用量は、目的によって違います。アルツハイマー型認知症の改善を目的にするなら、毎食大さじ2杯を摂りましょう。ただし初めて食べるときは、量を少なめに大さじ1杯弱くらいから始めてください。どの油脂もそうなのですが、食べると下痢をすることがあります。様子を見ながら少しずつ増やしてくのがいいでしょう。

一度に沢山食べるのではなく、食事の度に摂るのがオススメです。アルツハイマー型認知症の改善を目指すなら、なるべく、ココナッツオイルからつくられるケトン体の血中濃度を一定にする必要があります。食品が吸収されて成分が血液中に流れたら、長い時間血液中に留まるものはほとんどありません。人間には恒常性というものがあり、血液を流れる物質の濃度を一定に保つようにできているのです。薬を一日2回や3回飲む理由もそのためです。体に必要なものをとっても、2~3時間で代謝されてしまいますので、効果を持続させたいならこまめに摂るしかありません。

外出するときやデイサービスなどに通っている方は、1回分を梱包した製品も市場に出ているので持ち歩くといいでしょう。

ココナッツオイルを摂る目的は、血中のケトン体を増やすことなので、ごはん、麺、パン、砂糖の入った甘いものなどの糖質を摂るのは極力控えましょう。ケトン体をエネルギーとして効率よく使うには、何度もお伝えしていますが、糖質はじゃまな存在です。糖質からつくるエネルギー源ブドウ糖は、アルツハイマー型認知症の脳では役に立たないので摂る必要もありません。

脳のパフォーマンスを上げたい方も糖質は控えましょう。糖質は血糖値を乱高下させ、眠くなったり、ボーッとしたりする原因となります。脳のパフォーマンスを上げたり、認知症予防としてココナッツオイルを使う場合は量は厳密に測る必要はありませんが、大さじ2杯を目安に、こまめにココナッツオイルを摂るようにしましょう。

忙しい朝、ココナッツオイルを摂る時間がないとき、ジュースにまぜてみてはいかがですか？　わたしのオススメは生野菜と果物のスムージーです。野菜と果物とココナッツオイルを入れてミキサーにかけるだけで簡単につくれます。しかし、それもできないという人は、市販のトマトジュースに入れるだけでＯＫ。トマトに含まれる代表的なフィトケミカルであるリコピンは親油性なので、栄養価的にもココナッツオイルと相性バツグンです。

また、牛乳や豆乳にまぜてもおいしくいただけます。はちみつやシナモンをまぜると、ちょっとしたスイーツ的なドリンクにもなります。

朝のフレッシュジュースは一日のケトン体の濃度を保つのにも役立ちます。ぜひ始めてください。

１日大さじ２杯から始める

ラベルの表示をよく見て、
ココナッツオイルを購入しよう。

１日大さじ１杯程度を食べてみて下痢などの症状がなければ、1日大さじ２杯を３回程度に分けて食べる。

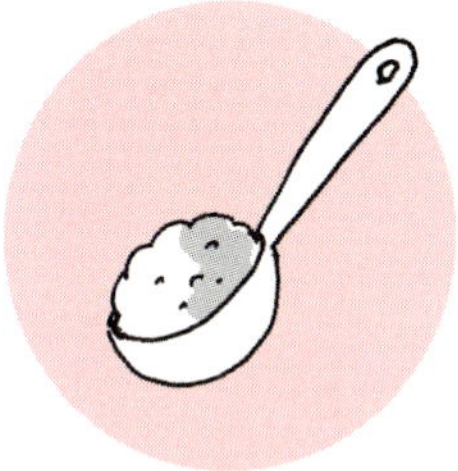

アルツハイマー型認知症改善には１回の食事で大さじ２杯が目標。

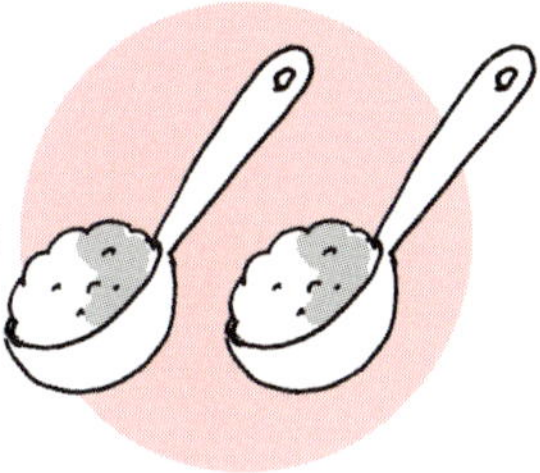

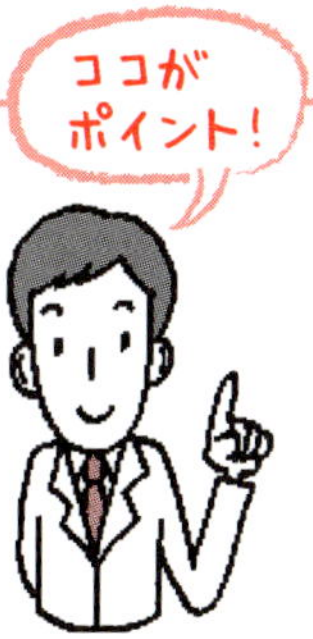

・どのオイルも同じですが、一度に多くとると下痢をすることがある。

・ココナッツオイルを始めるときは、１日大さじ２杯から始めて様子を見ながら増やす。

9

スパイシーな料理や和食で毎日楽しく食べられる

これだけ健康にいいココナッツオイルを、どうしたら毎日摂れるでしょうか。ココナッツオイルと相性のいい食材を紹介しましょう。ココナッツオイルは南国が産地で、スパイシーな料理やエスニック料理にはよく合います。特に、わたしがオススメなのはカレー。カレーには脳を活性化させるウコンが含まれており、スーパー健脳食となります。さらにカレーの具にさばなどＤＨＡが豊富な魚介類を使うと最強です。ただし、カレーはごはんにかけないで、豆腐などごはん代わりになるものと一緒に食べたりスープにすることで、糖質が制限できてベストです。

カレーは市販のカレールーを使わずにウコンを多く含んだカレーパウダーを使用するといいでしょう。カレーパウダーは他の料理に使えて便利です。たとえば、健脳食のさば。これをカレーパウダーにまぶして、ココナッツオイルでムニエルにするとおいしく食べられ、お弁当のおかずにもなります。また、タイカレーにはもともとココナッツミルクやココナッツオイルが含まれているので、たっぷり使えます。

ピリ辛のエスニック料理にも、ココナッツオイルは活躍します。チリビーンズは豆料理で健脳食です。豆はインゲン豆でも大豆でもかまいませんが、ひき肉は必ず鶏肉を使いましょう。白澤式健脳食に使う肉は鶏肉です。具材を炒めるときにココナッツオイルを使い、最後の仕上げでもココナッツオイルをからめましょう。ピリッと辛いテイストがココナッツオイルで引き立ちます。

ココナッツオイルは、ドレッシングにも利用できます。シーフードサラダやビーンズサラダなどたんぱく質が入ったサラダにはよく合います。ココナッツオイルを使ってシーザードレッシング風にするといいでしょう。ただし、マヨネーズは使わないでください。マヨネーズにはトランス脂肪酸という動脈硬化を引き起こすとされる物質が含まれていますので、白澤式健脳食では一切使いません。

ココナッツオイルをスープに入れるのもオススメです。にんじんやトマトなど親和性のフィトケミカルを含む野菜のスープは健脳食です。えびやほたてなどDHAとEPAの両方を含む魚介類のスープもいいでしょう。EPAは動脈硬化を防いで血管を丈夫にする働きがあり、結果的に脳の血流を促進しパフォーマンスを高めることに一役買ってくれます。

野菜たっぷりのオムレツにもココナッツオイルを使いましょう。卵黄にはレシチンという神経伝達物質となり脳のパフォーマンスを高めてくれます。

また、意外ですが日本食とも相性がいいので、しょうゆベースや味噌ベースの料理にまぜて使ってみてください。

スイーツにもココナッツオイルを登場させましょう。バナナやマンゴーなど南国の果物とは相性バツグンです。甘味が欲しいとき、白澤式健脳食でははちみつを使います。スイーツにはココナッツミルクをプラスすると風味が増します。

毎日の料理に利用すれば、飽きることなくココナッツオイルを毎食摂ることができます。みなさんの健脳ライフにぜひココナッツオイルを役立ててください。

ジュース&コーヒー

- 温かいコーヒーにココナッツオイルを入れてよくまぜる。ミキサーでまぜればカフェオレのようなテイストに。シナモンパウダーを加えるとさっぱりした味わいに。
- ミキサーにお好みの果物と野菜を入れ、ココナッツオイルを入れて生ジュースに。市販のトマトジュースに入れてもOK。ココナッツオイルが固まっているときは、レンジで溶かしてから入れる。

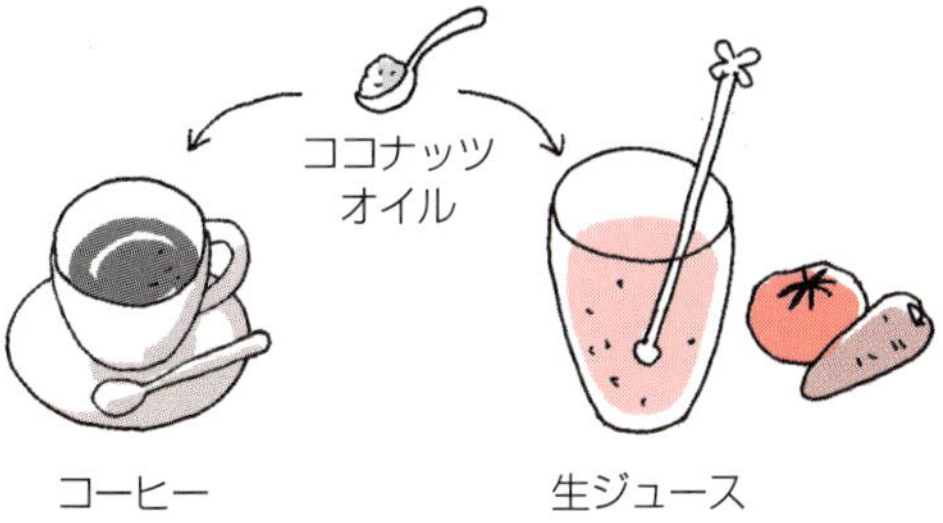

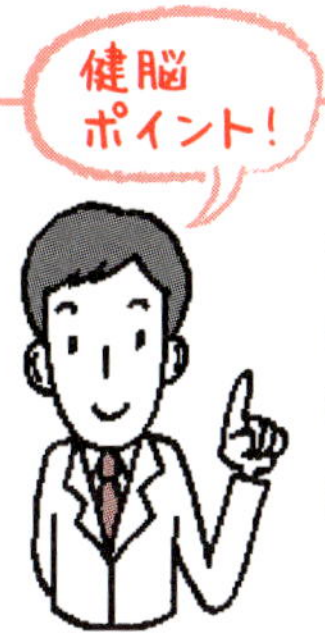

コーヒーはクロロゲンをはじめとした、ポリフェノールが豊富に含まれている。最近の研究でコーヒーを1日3~4杯飲む人は、ほとんど飲まない人に比べ、心臓病などでの死亡リスクが 24%低いという報告がある。

生ジュースやトマトジュースにはポリフェノールが豊富に含まれる。

カレー

いつものカレーにココナッツオイルを加えるだけ。カレールーにターメリック（ウコン）を加えると、ボケ防止効果がパワーアップ。肉は鶏肉がオススメ。すりおろしたりんごを入れればポリフェノールも摂れる。

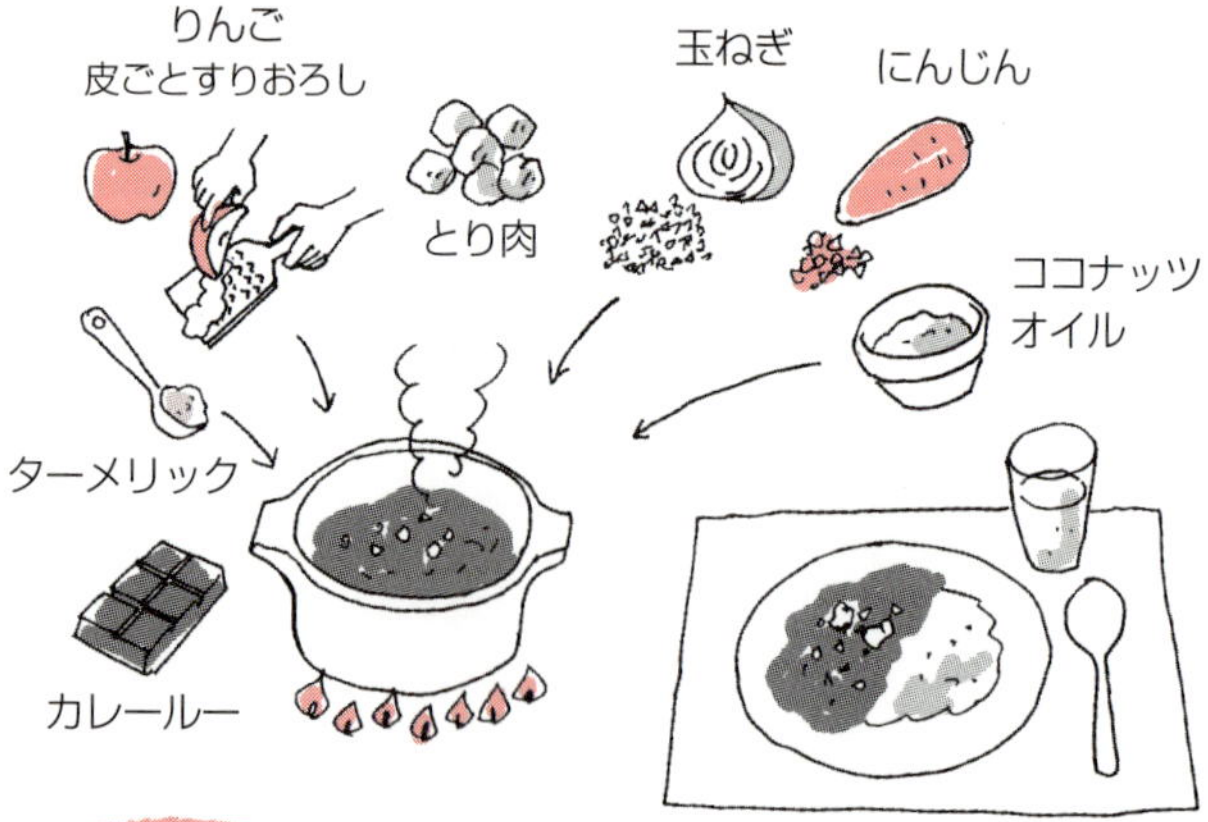

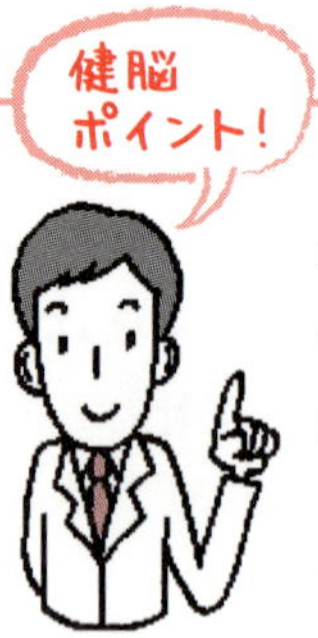

カレーはもっともココナッツオイルと相性がいいメニュー。タイカレーはもともとココナッツミルクやココナッツオイルを入れるのでさらに相性バツグン！

鶏肉ではなくＤＨＡたっぷりの魚を使うとさらに健脳効果が増す。

市販のレトルトカレーにまぜるだけでもＯＫ！

魚のムニエル

魚に軽く小麦粉をまぶし、塩こしょうをして、ココナッツオイルとにんにくのスライスで焼くだけ。魚は、サーモン、いわし、さば、あじ、さんまがオススメ。焼き終わったらフライパンに残った油をソースしてかけて。

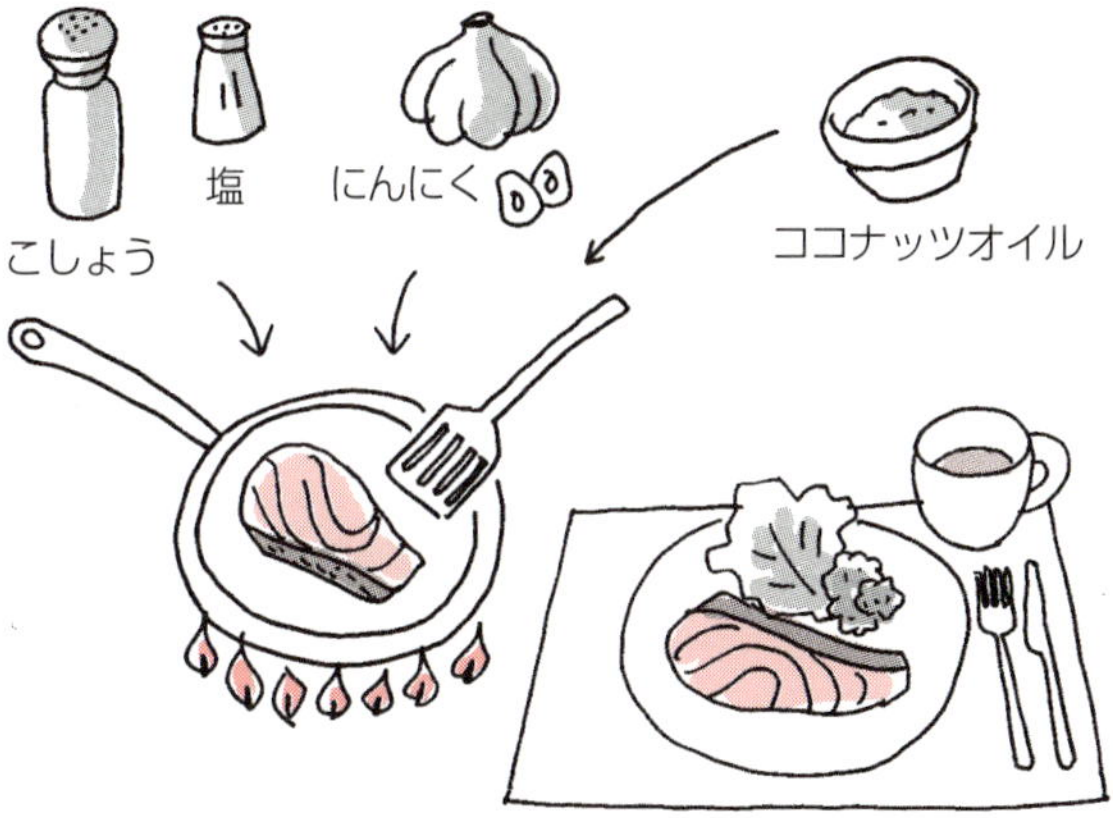

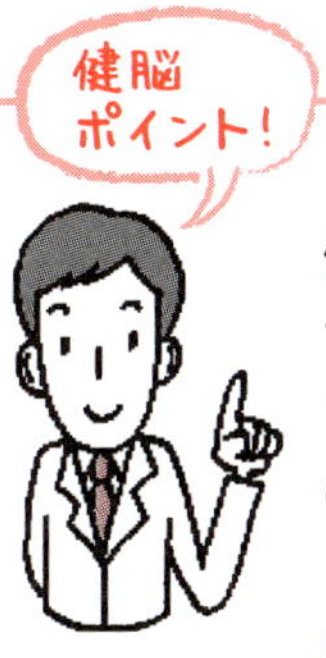

DHAやEPAが含まれる魚は優秀な健脳食。特にさばは中でもすぐれた食材。サーモンはアスタキサンチンというポリフェノールも豊富に含まれオススメ食材のひとつ。

ココナッツオイルと相性がいいのは、いわし。

スープ

ブロッコリー、まいたけ、赤ピーマンなどの野菜とココナッツオイルを入れてスープをつくる。塩味などで調整するが、塩分は控えめに。ココナッツオイルを入れると野菜だけでも味がひきたつ。

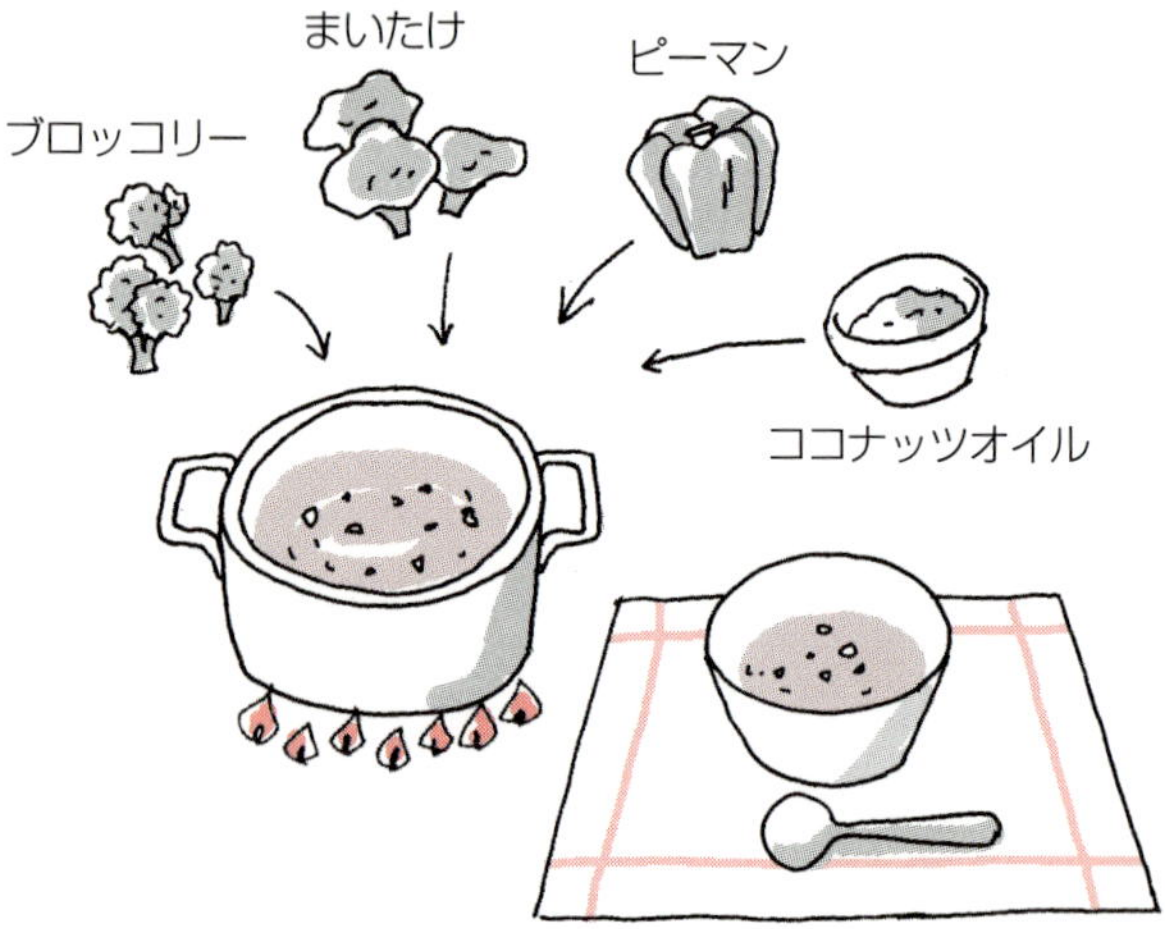

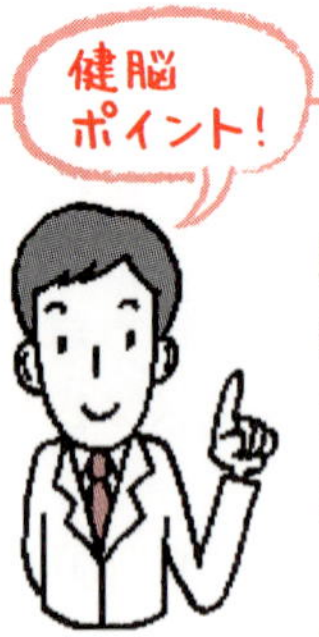

野菜に含まれるポリフェノールは、細胞の中に入っているため、熱を加えると細胞が壊れて吸収されやすくなる。ブロッコリーや赤ピーマンなどポリフェノールが多い野菜を選べば抗酸化作用が高まる。

塩分の量は控えめに。高血圧は血管性認知症の原因のひと つ。

豆腐あえ

豆腐にココナッツオイルをかけるだけで、エスニック風の料理になる。意外と相性がよいのがキムチと納豆。両方とも健脳食として優秀な食材。冬はココナッツオイルを溶かしてからかけるのがコツ。

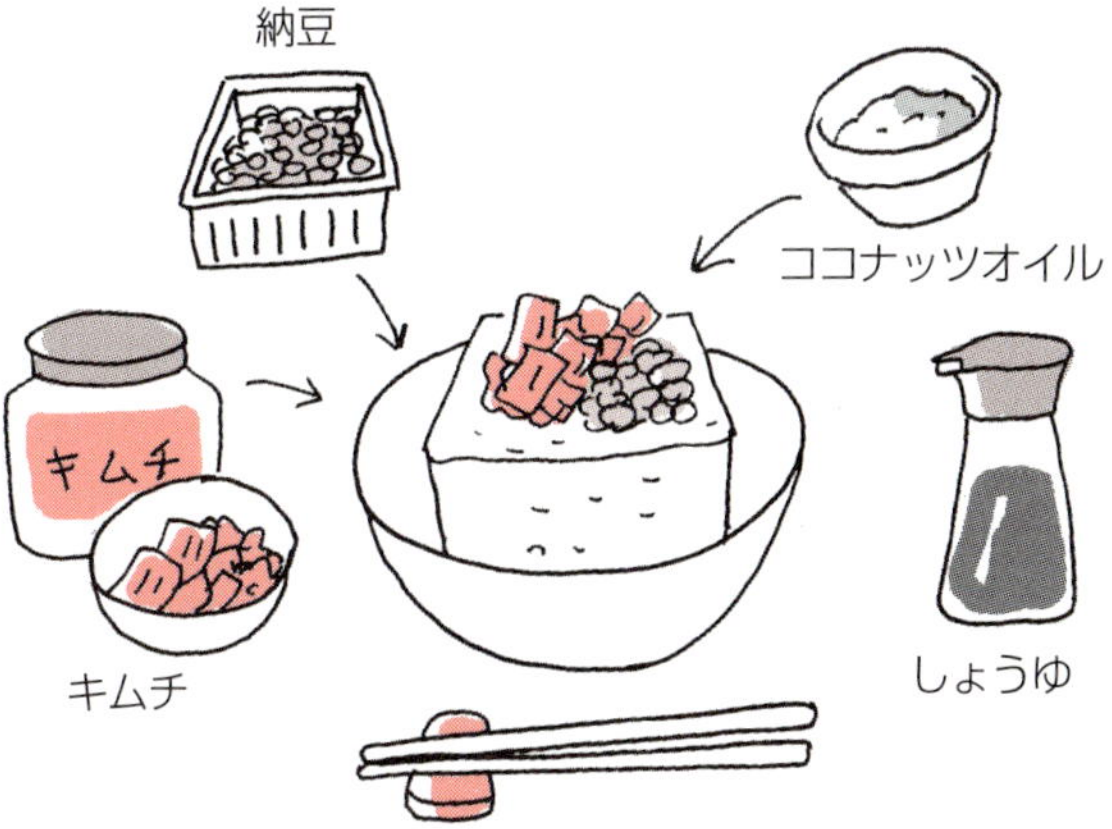

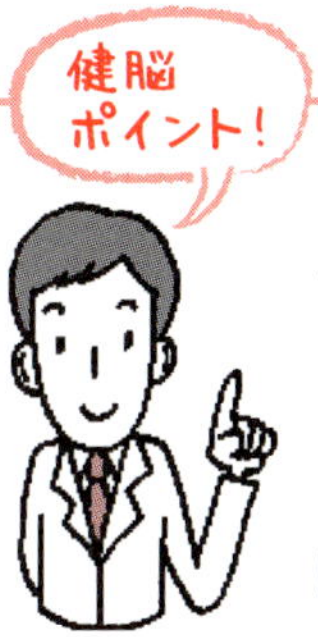

豆腐製品にはイソフラボンが含まれ、血管をやわらかくしてボケを防ぐ。納豆は発酵により分解しているのでポリフェノールを摂りやすい。

また、食物繊維が豊富に含まれ肥満予防にもなる。キムチで味が整うが、お好みでしょうゆをかけてもいい。使い過ぎは塩分過多になるので要注意。

炒め物

ココナッツオイルは熱に対して安定しているので、積極的に炒め物に使おう。えび、ブロッコリー、アーモンドなど健脳食材をまとめて炒めに。利用する食材は基本的に魚介類、野菜、キノコ類、ナッツならなんでもよいが、いも類は糖質が多いので控える。

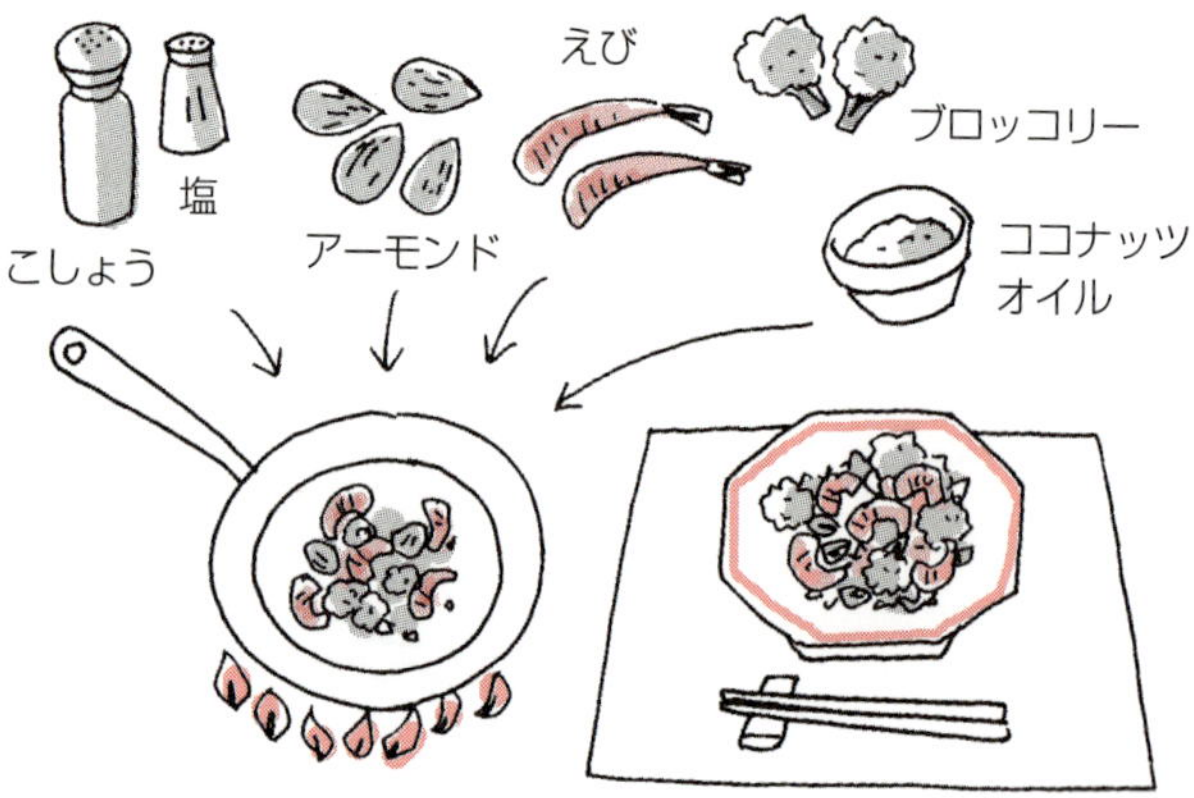

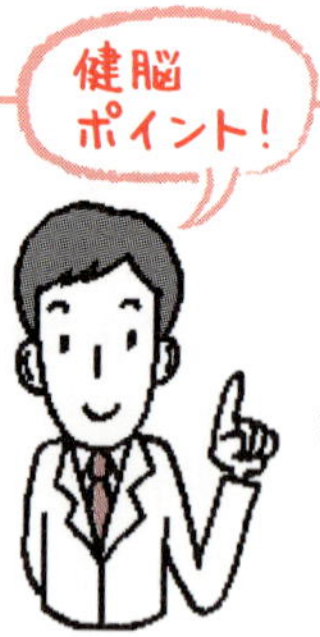

えびは、血管の炎症を防ぐＥＰＡが豊富でボケ予防になる。ブロッコリーやアーモンドは、ポリフェノールや食物繊維が豊富。

アーモンドは血糖値を下げる働きもあり、アルツハイマー型認知症予防になる。ナッツをくるみにすれば、オメガ３も摂れてさらに認知症予防効果がアップ！

オムレツ

卵＋ココナッツオイルは、健脳食の定番。トマトやキノコ類など健脳食材をまぜればおいしく食べられて、ボケ防止効果が高くなる。味付けはお好みで。

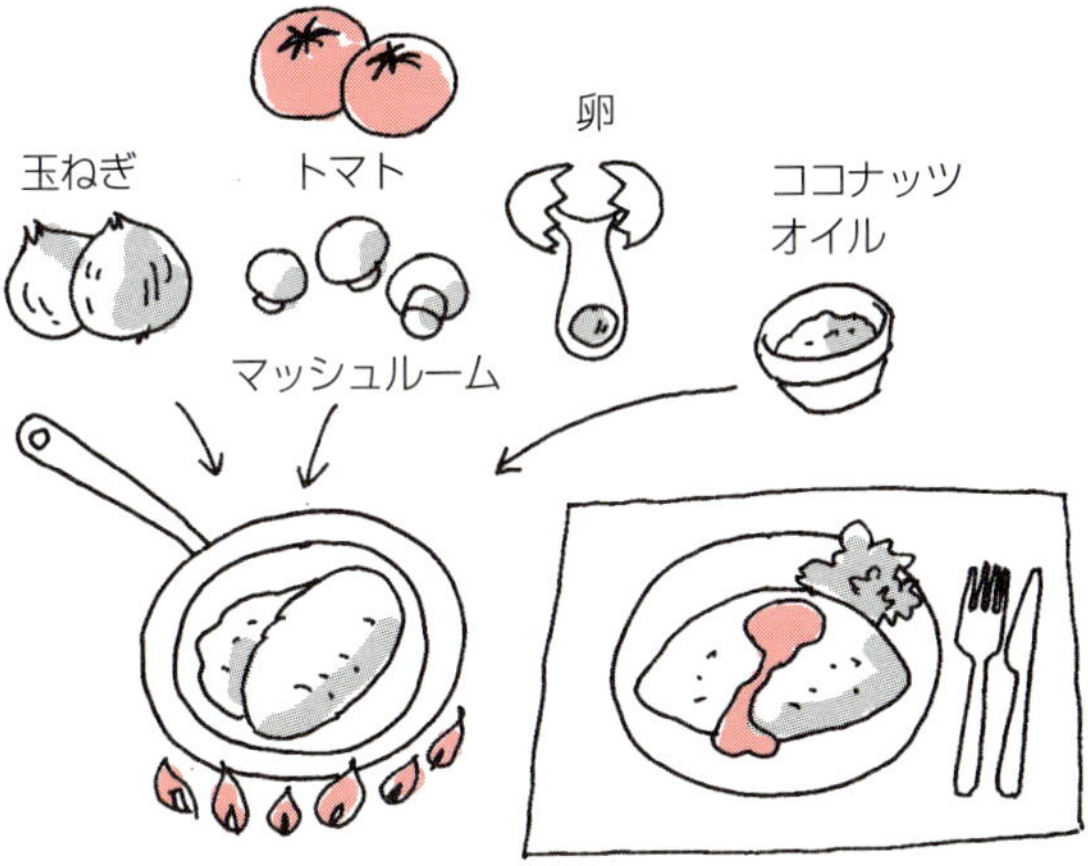

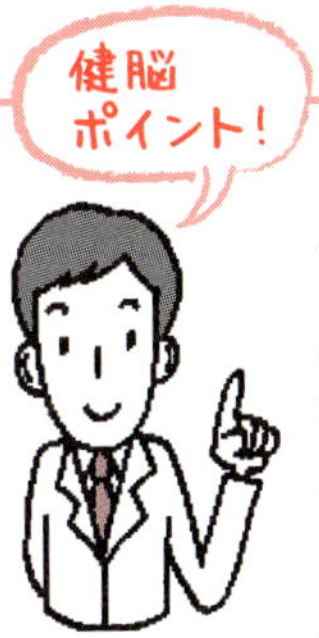

卵はレシチンやコリンなど、脳を活性化する成分が含まれている。コレステロールを多く含むため、以前は１日１個といわれていたが、１日２個程度なら毎日食べてもＯＫ。

野菜やキノコ類を一緒に摂れば、食物繊維がコレステロールの吸収を抑えてくれる。

ディップ

ココナッツオイルをディップにして作り置きをしておくと、さっと食卓に並べられる。みそ、酢、こしょうの組み合わせがオススメ。冷蔵庫に入れておくと、固くなるので、食べる前に常温にもどしておこう。ポリフェノールたっぷりの野菜とともに。

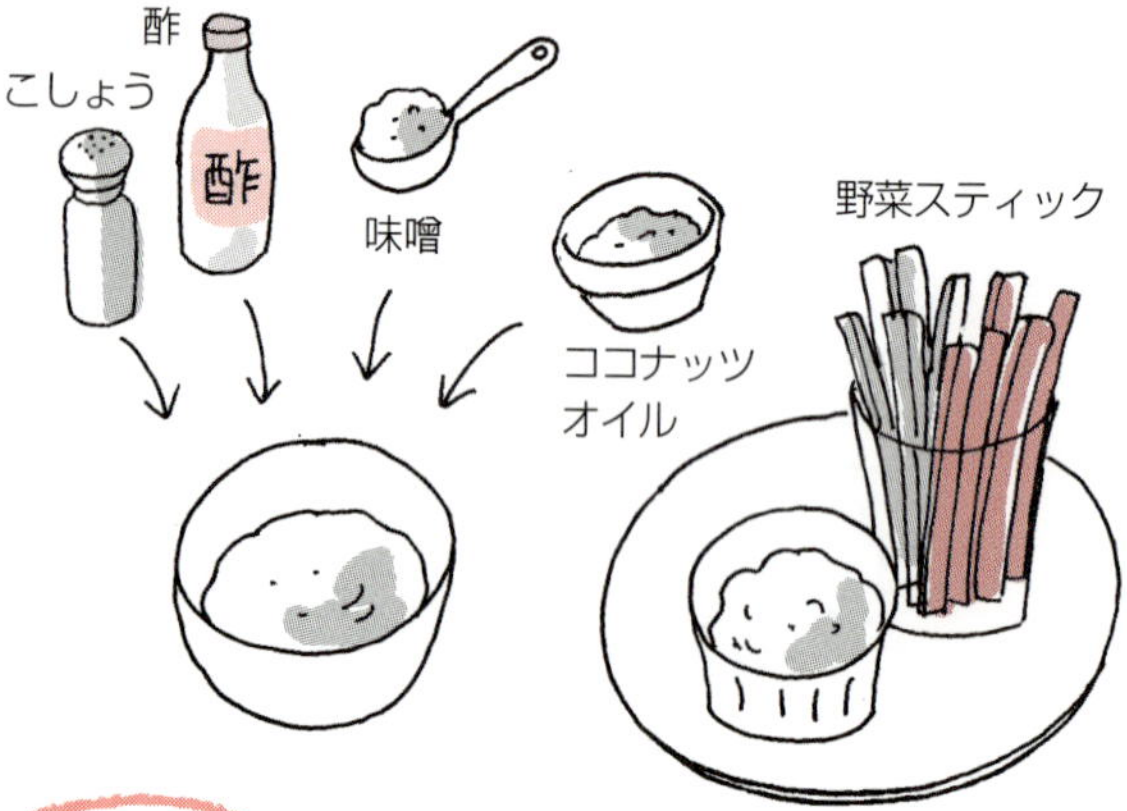

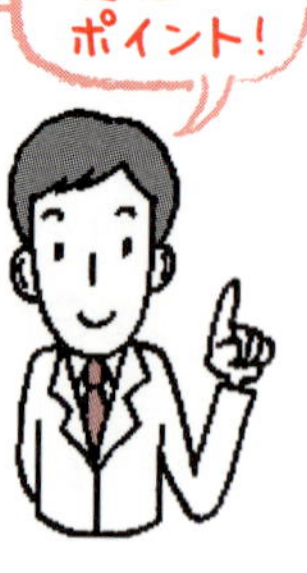

フレッシュな生野菜はビタミンやポリフェノールがたっぷり摂れて、健脳食にオススメ。ディップやドレッシングに利用すれば、野菜と一緒に摂れてボケ防止効果大。

ただし、動脈硬化の原因となるトランス脂肪酸が含まれるマヨネーズとまぜるのはやめておこう。

焼きフルーツ

果物を焼いたり煮たりするときにココナッツオイルの出番。バナナをココナッツオイルで焼き、シナモンパウダーをかけると、満足スイーツに。ドライフルーツを加えると甘さが増して食べやすい。

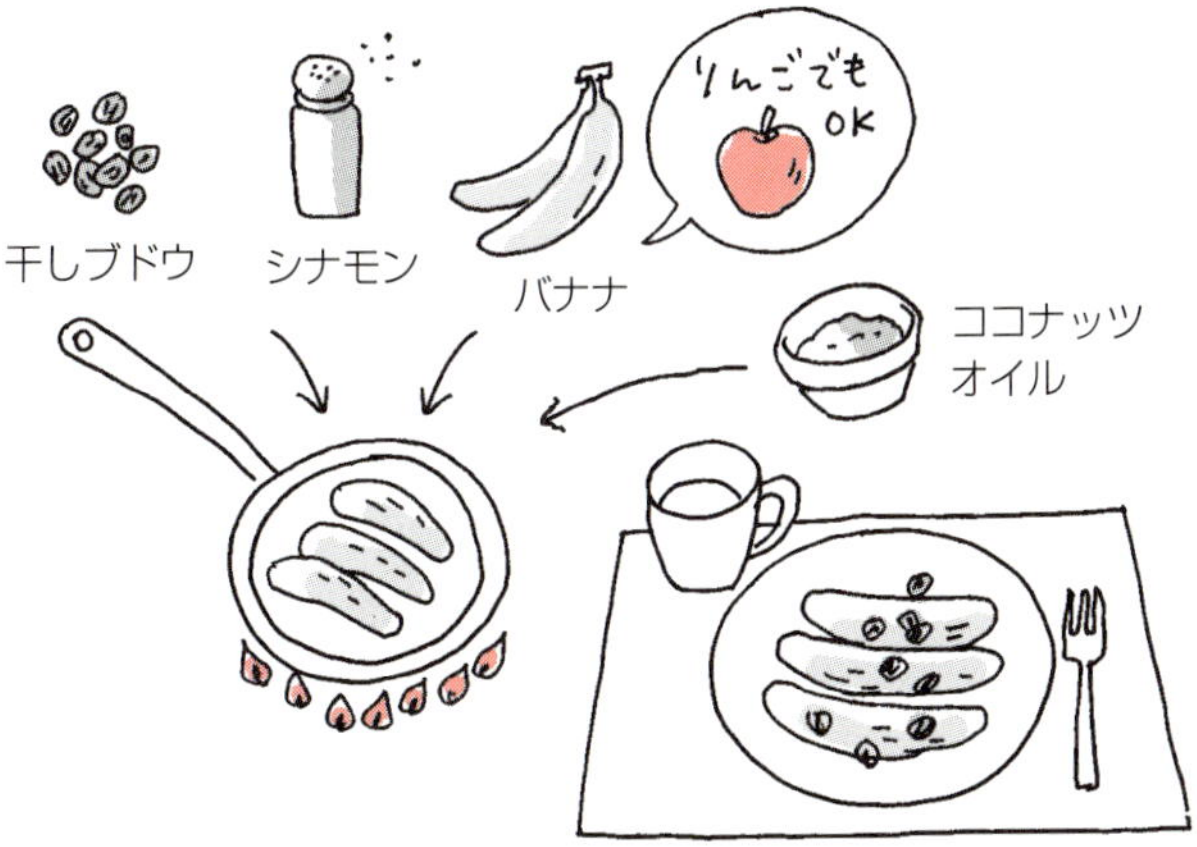

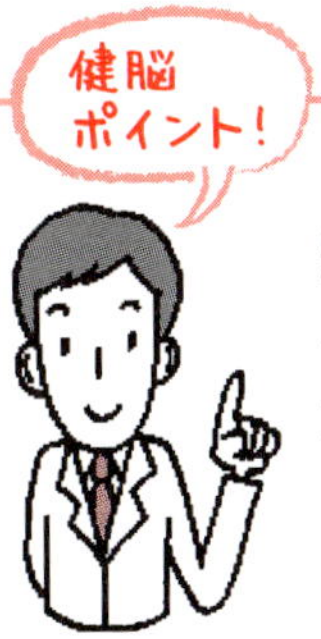

ドライフルーツは、水溶性食物繊維が豊富で果物に含まれる糖質の吸収を抑える。果物にはビタミンが豊富なため生で食べるのがいいが、ポリフェノールを摂るには加熱して食べてもよい。

バナナはオイゲノール、りんごにはりんごポリフェノールという抗酸化力の高いポリフェノールが含まれる。

ミックスヨーグルト

無糖ヨーグルトにココナッツオイルをかけて、ドライフルーツやナッツをトッピングするだけで南国風スイーツに。ココナッツオイルは、冷たいヨーグルトだと固まるが、ナッツやドライフルーツをいれることで食感に違和感なく食べられる。

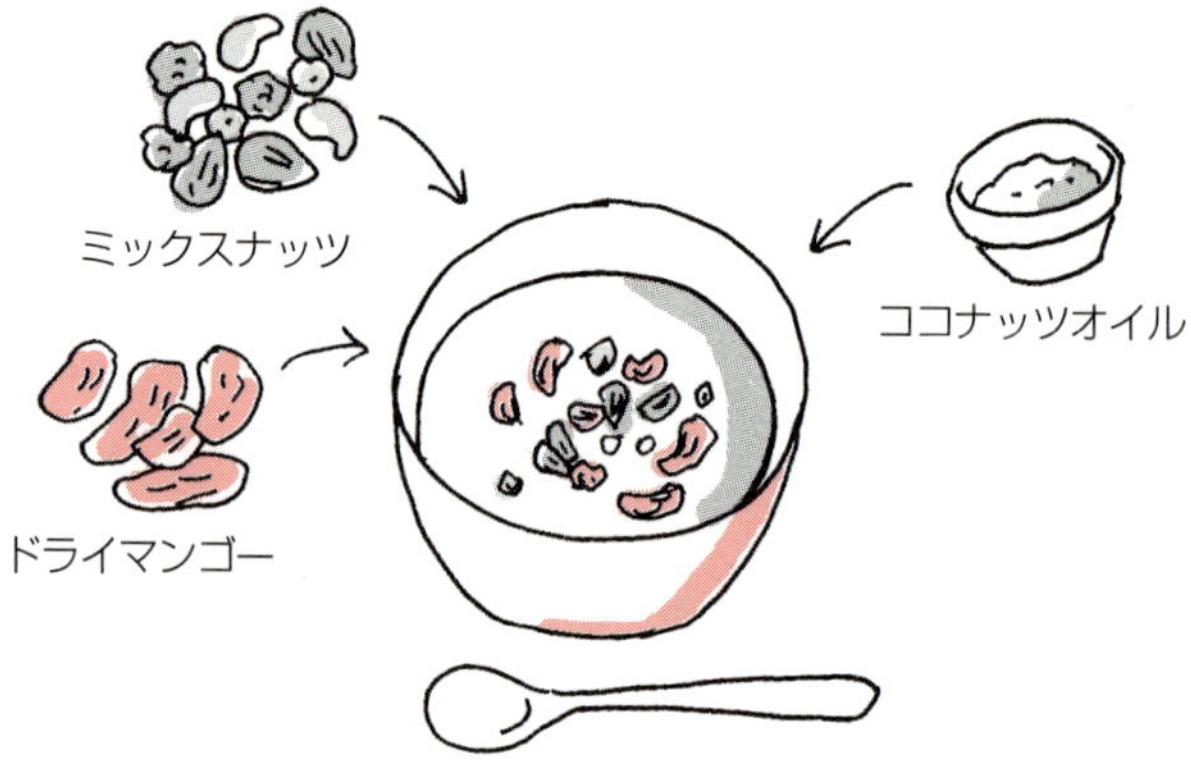

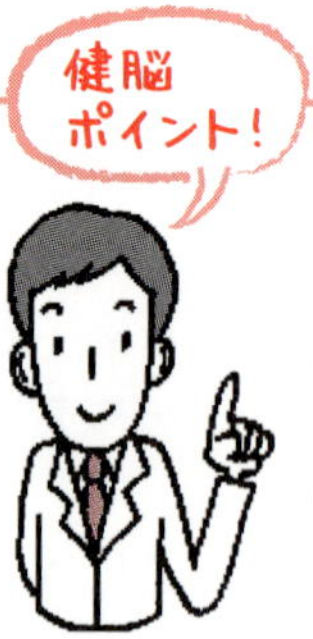

砂糖が含まれる甘いものは、ボケ予防の大敵だが、フルーツ、ナッツ、ヨーグルトは健脳食スイーツとしてオススメ。

ナッツは塩分が含まれず、無添加のものを選ぼう。オススメは、くるみ、アーモンド、マカデミアナッツ、ヘーゼルナッツ。ドライフルーツは、マンゴー、あんず、干し柿、プルーン、干しブドウ。

編集協力	山崎ますみ
キャラクターデザイン	ますみかん
本文デザイン・DTP・イラスト	富永三紗子
表紙イメージ提供	ecco/PIXTA（ピクスタ）

白澤 卓二

順天堂大学大学院医学研究科・加齢制御医学講座教授。医学博士。1958年神奈川県生まれ。1982年、千葉大学卒業後、東京都老人総合研究所分子病理部門研究員、老化ゲノムバイオマーカー研究チームのチームリーダーなどを経て現職。専門は寿命制御遺伝子の分子遺伝学。アルツハイマー病の分子生物学、アスリートの遺伝子研究。日本ファンクショナルダイエット協会理事長、日本アンチエイジングフード協会理事長。ベストセラー多数。

脳の老化を止める!

ココナッツオイル健康法

2015年7月31日　初版第1刷発行

著　　者　白澤 卓二
発 行 者　原　雅久
発 行 所　株式会社朝日出版社
〒101-0065
東京都千代田区西神田3-3-5
電話 03-3263-3321(代表)
http://www.asahipress.com
印刷・製本　赤城印刷株式会社
編集担当　仁藤 輝夫　藤川恵理奈
校　　正　中島 海伸

ISBN 978-4-255-00860-8